Inhalt.

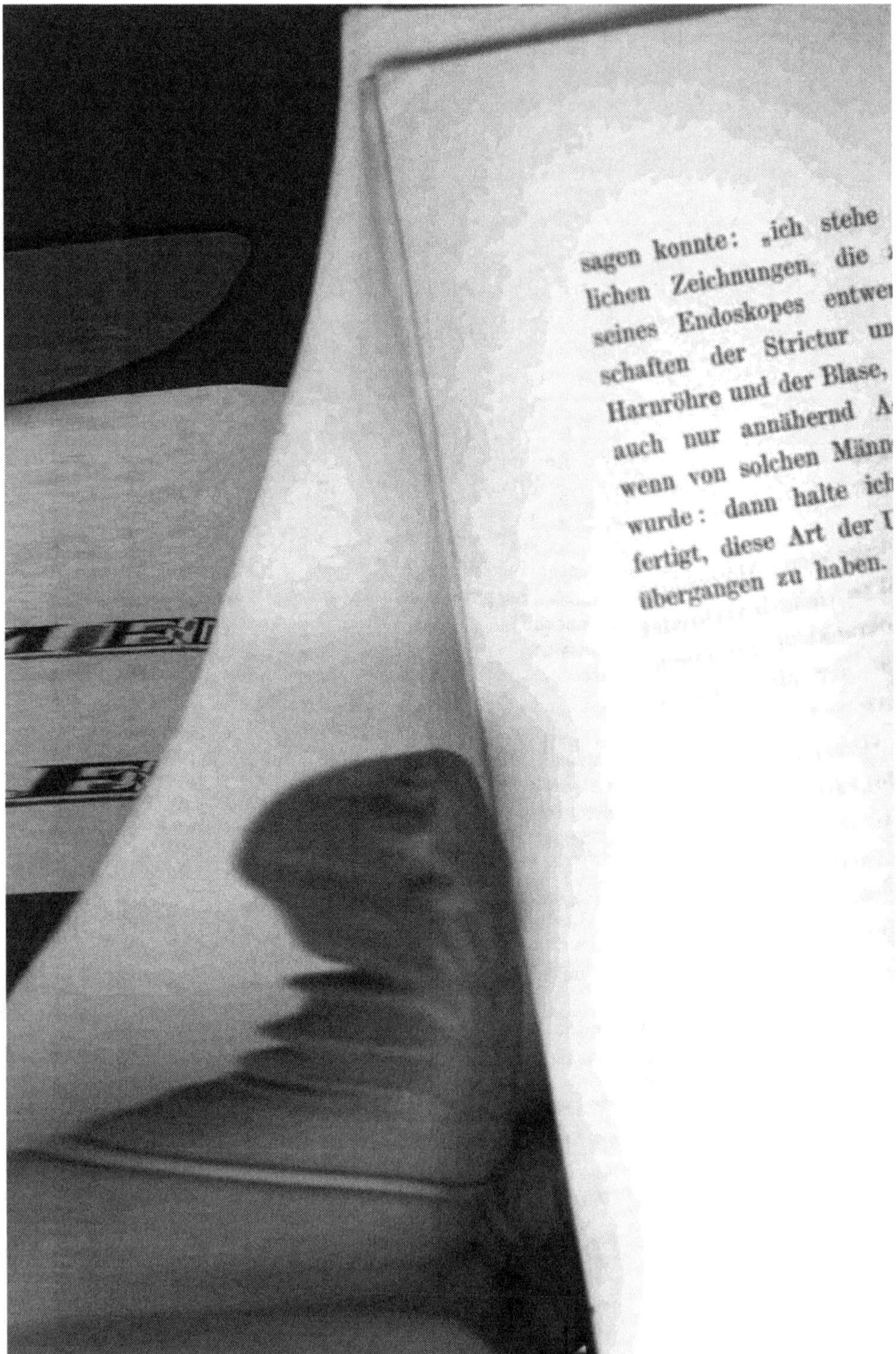

sagen konnte: „ich stehe
lichen Zeichnungen, die
seines Endoskopes entwe
schaften der Strictur un
Harnröhre und der Blase,
auch nur annähernd A
wenn von solchen Männ
wurde: dann halte ich
fertigt, diese Art der
übergangen zu haben.

I. Tripper beim

Pathogenese und Bedeutung

Jahrhunde
ilipp Ricor
gelang, di
Schanker
legen. Du
on Syphili
, wenn ni
Wenn als
hen wiede
der Tripp
oder zerf
wesen, –
ener Verl
s Syphili
ch den T
Jahre la
n auch n
ler Wisse
esondere
en Tripp
allgemein
r Jahren
riebenen
Abhand
n. Ricor
ugnet bi
r der F
dliche u
isen zu
pper gib

1 *

Vorwort.

Ich bespreche in der vorliegenden Abhandlung eine Krankheit, die in unserer Zeit so vielfach verbreitet ist, dass sie nahezu eine Modekrankheit geworden. Mag sie nun im Zusammenhäufen der Menschen in grossen Städten, namentlich der armen und moralisch meist auf keiner sehr hohen Stufe stehenden Fabriksbevölkerung, oder in etwas laxeren Sitten der sogenannten höheren Stände, oder aber in dem heutzutage so mächtig hervortretenden Streben nach Gewinn und Genuss um jeden Preis ihre Begründung haben — ein ideales Ziel, eine gänzliche Beseitigung dieser Krankheit ist unerreichbar. Wesentlich der klinisch-therapeutische Standpunkt hat mich bei Abfassung dieser Schrift geleitet. Wenn Männer wie Zeissl und Dittel über eine neuere, die Diagnose erleichtern und vervollständigen sollende Erfindung, das Urethroskop, ein durchaus ungünstiges Urtheil fällen; wenn Dittel sagen konnte: „ich stehe staunend vor den ausführlichen Zeichnungen, die z. B. Desormeaux mittelst seines Endoskopes entwerfen liess über die Eigenschaften der Strictur und anderer Krankheiten der Harnröhre und der Blase, aber ich war nicht im Stande, auch nur annähernd Aehnliches zu erreichen"; — wenn von solchen Männern ein solches Urtheil gefällt wurde: dann halte ich mich für hinlänglich gerechtfertigt, diese Art der Untersuchung mit Stillschweigen übergangen zu haben.

Dr. Franz Daffner.

I. Tripper beim Manne.

Pathogenese und Aetiologie.

Der Tripper ist, wie jede Entzündung, eine acute locale Ernährungsstörung — speciell der Harnröhrenschleimhaut —, mit all' den ihr eigenthümlichen Symptomen, mit Schmerz, Hitze, Röthe, Geschwulst, Functionsstörung, — hervorgerufen durch das specifische Trippergift. Er gibt sich kund durch eine schleimig-eiterige Absonderung der Harnröhrenschleimhaut, und unterscheidet sich vom einfachen Catarrh durch seine Ansteckungsfähigkeit, seine Contagiosität, sowie seine Intensität, indem bei ihm stets das muköse und submuköse Gewebe mehr oder weniger in Mitleidenschaft gezogen wird, die Entzündung also stets mehr oder weniger den phlegmonösen Charakter an sich trägt. Synonym mit Tripper sind Blennorrhoe oder Blennorrhagie (von βλεννα Schleim und ῥεω fliessen), das französische chaude-pisse (indem beim Durchgang des Urins durch die Harnröhre ein Brennen entsteht), und, insoferne beim Manne die Harnröhre der weitaus häufigste Sitz ist, urethritis blennorrhoica. Aus diesem letztern Grunde versteht man auch unter Tripper schlechtweg nur den männlichen Harnröhrentripper. In früherer Zeit hielt man jeden Ausfluss aus der Harnröhre für Samenfluss, und gebrauchte daher den Ausdruck gonorrhoe (von γονη Samen); diese irrige Anschauung ist natürlich verlassen und das Wort somit nicht mehr anwendbar. — Was nun vorerst das Alter des Trippers betrifft, so finden wir schon im alten Testament deutliche Belege für das Vorhandensein ansteckender Ausflüsse aus den Genitalien. Im 3. Buch Moses, Cap. 15, heisst es: „Wenn ein Mann an seinem Fleisch (Glied) einen Fluss hat, derselbe ist unrein"; ebenda ist auch des weiblichen Trippers Erwähnung gethan; und im 2. Buch Samuelis, Cap. 3: „Es falle der Fluch auf den Kopf Joab's und ganz auf seines Vaters Haus, und müsse nicht aufhören im Hause Joab's, der einen Eiterfluss und Aussatz habe." Ebenso spricht Hippokrates von eiterigem Ausfluss, und auch in Galen lässt eine Beschreibung auf Tripper schliessen. Indess wiewohl wir bei mehreren alten griechischen und römischen Schriftstellern Schilderungen finden, die auf Tripper sich beziehen lassen — immer ist da nur von Samenfluss die Rede, und erst im 12. Jahrhundert wird die Contagiosität des Trippers durch die Araber wie durch die Engländer deutlich nachgewiesen. Auch die Behandlung war eine der jetzigen ähnliche. Nachdem nun im 16. Jahrhundert der Ausfluss als Eiter und die Harnröhre als seine Bildungsstätte erkannt war, hielt man denselben für eine primäre syphilitische Erkrankung, bis um die Mitte des 17. Jahrhunderts der englische Arzt Sydenham dieser Auffassung entgegentrat. Von da an wogte der Streit bis in die Mitte unseres Jahrhunderts, wo es dem berühmten Syphilidologen Philipp Ricord, Arzt am hôpital des Vénériens in Paris, gelang, die Identitätstheorie zwischen Tripper und Schanker durch seine Experimente gründlich zu widerlegen. Durch den Tripper wird niemals, auch nicht von Syphilitischen, die Tripper haben, Syphilis übertragen, wenn nicht zugleich Ulcerationen zugegen sind. Wenn also, was äusserst selten, Tripper von Syphilitischen wieder Tripper mit Syphilis erzeugt, so ist da der Trippereiter mit einem syphilitischen Product, Blut oder zerfallenem syphilitischen Gewebe, imprägnirt gewesen, — nur dadurch und bei gleichzeitig vorhandener Verletzung der Harnröhrenschleimhaut, wo dann das Syphilis-Virus haften kann, ist es möglich, dass durch den Tripper Syphilis übertragen wird. Ricord hat Jahre lang das Gebiet der Syphilis beherrscht, und wenn auch manche seiner Anschauungen dem Fortschritt der Wissenschaft unterlegen sind, so hat er doch insbesondere durch Begründung des Unterschiedes zwischen Tripper und Schanker in den 50ger Jahren, durch allgemeine Einführung des Mutterspiegels in den 30ger Jahren, sowie durch seine mit geistreicher Kritik geschriebenen Briefe über Syphilis und viele anderweitigen Abhandlungen sich ein bleibendes Andenken erworben. Ricord nun und mit ihm die französische Schule leugnet bis jetzt noch den specifisch virulenten Charakter der Blenorrhoe. Mit Unrecht. Denn vielfache gründliche und täglich zu machende Beobachtungen erweisen zur Evidenz, dass es einen rein virulenten Tripper gibt, der nur durch Ansteckung entsteht, und der auf andere Schleimhäute übertragen wieder Tripper hervorruft, der endlich fast ausnahmslos einen höhern Grad der Entzündung erreicht, so dass er im Gegensatz zum einfachen catarrhalischen Tripper auch als phlegmonöser Tripper bezeichnet werden kann. Träger des Trippergiftes, das ein fixes Virus oder Contagium, ist eben das Trippersecret; aber worin der contagiöse Stoff besteht, das wissen wir nicht, so wenig als wir andere inficirende Stoffe kennen, denn weder chemisch noch mikroskopisch lässt sich irgend eine Differenz zwischen virulenter und nicht virulenter Blennorrhoe herausfinden. Eine spontane Entwicklung dieses virulenten oder contagiösen Trippers ist nie und nimmer anzunehmen. Eine catarrhalische nicht virulente Entzündung der Harnröhrenschleimhaut mit übrigens meist mehr schleimiger und spärlicher Absonderung kann allerdings auch beim Manne mitunter vorkommen, jedoch immerhin selten genug; sie wird dann bedingt durch chemische oder mechanische Einwirkungen, durch örtliche Reize. So kann sie, und zwar hochgradig, hervorgerufen werden durch Einspritzungen von Ammoniak, Brechweinsteinlösung, Cantharidentinctur; dann können Ursachen sein: Stricturen, Blasensteine, Catheterismus; ferner, aber fast nur, wenn schon früher einmal ein Tripper vorausging, übermässiger Coitus oder Coitus mit menstruirenden Frauen, ebenso lang anhaltende und oft sich wiederholende Erectionen; endlich ist sie Begleiterscheinung der äusserst seltenen Geschwüre in der Harnröhre, speciell des wohl nur im vordern Dritttheil derselben vorkommenden Harnröhrenschankers. Nach Beseitigung der Schädlichkeiten, welche sie hervorgerufen, heilen diese Blennorrhoen in der Regel von selbst. Häufiger als in diesen Fällen kommt der catarrhalische Tripper vor durch Umgang mit Frauen, welche an Vaginalcatarrh leiden, wovon später, beim weiblichen Tripper, ausführlicher die Rede.

Auch Epidemien von Tripper wollte man beobachtet haben; so namentlich eine Tripperepidemie zu Anfang unseres Jahrhunderts bei Erbauung der Kirche Ste. Madeleine in Paris, welche Epidemie durch schlechtes Wetter entstanden sein soll. Es hat sich aber bei genauerer Nachforschung herausgestellt, dass der klimatische Einfluss sich reducirte auf zwei Maurermädchen, die beim Baue beschäftigt waren. Ebenso verhält es sich mit dem Einfluss der „Vernässung“ oder „Verkühlung“, wo einer statt Nasencatarrh angeblich Harnröhrencatarrh acquirirte, oder gar wo einer gegen scharfen Wind pisste und dadurch Tripper bekommen haben will!

Wie Zeissl in seinem ausgezeichneten Lehrbuch der Syphilis (Erlangen 1871—1872) bemerkt, müssen wir den mächtigsten Einfluss auf die Verbreitung und Entwicklung der Syphilis den socialen Verhältnissen oder vielmehr den socialen Missverhältnissen zuschreiben.

Und was die geographische Ausbreitung betrifft, so gilt, was der genannte Autor vom Syphilis-Virus sagt, in vollem Maasse auch vom Tripper-Virus: „Die starren Eis- und Schneefelder Sibiriens und Kamtschatka's vermögen ebenso wenig wie die in einem anderen

Sonnenlichte gelegenen Goldfelder Californiens, der gelbe Sandboden Egyptens ebenso wenig als die weissen Kreidefelsen Albions das syphilitische Virus zu bannen.“

Ich komme nun zur Besprechung der Incubation des Trippergiftes. Unter Incubation verstehen wir das Stadium der Latenz, den scheinbaren Stillstand, der zwischen erfolgter Ansteckung und dem Ausbruch des Trippers liegt. Hinsichtlich dieser Incubation nun äussert sich Ricord in seinem 4. Briefe über Syphilis folgendermassen: „Ich leugne nicht, was evident ist; folglich fällt es mir nicht ein zu leugnen, dass zwischen der Einwirkung der Ursache und der Erscheinung der ersten Symptome der Blennorrhoe nicht eine mehr oder weniger lange Zeit verfliesse. Aber ist das eine eigentliche Incubation? Hat sie etwas gemein mit der des Variola- oder Vaccinegiftes? Das leugne ich, und erkläre diesen mehr oder weniger langen Zeitraum durch Disposition, durch eigenthümliche Empfindlichkeit der Gewebe, welche die Einwirkung der Ursache erfahren haben. Ich sehe hier keine andere Incubation als bei einer Erkältung der Füsse und der Erscheinung eines Schnupfens.“ In ähnlichem Sinne äussert sich Reder, Professor am Wiener Josephinum, und ihm schliesse ich mich an. Er sagt in seinem Lehrbuch der venerischen Krankheiten: „Da man nicht annehmen kann, dass der einmal unter das Epithel gelangte ansteckende Eiter dort eine zeitlang ruhig liegen bleibe, ohne Reaction hervorzurufen, so kann der Begriff der Incubation sich eben nur darauf beschränken, dass die Entwicklung der einzelnen Erscheinungen der Blenorrhoe nicht in allen Fällen mit gleicher Raschheit vor sich gehe, und die zuerst auftretenden Veränderungen uns unmerklich sind." Es handelt sich jetzt darum, die Dauer dieses Stadiums der Latenz zu bestimmen, und da gehen die Ansichten ziemlich auseinander. Sigmund gibt an, dass die längste Incubation acht Tage, die mittlere zwei Tage beträgt, und bei weitem die grössere Hälfte in die Zeit vor zwei Tagen fällt; mit anderen Worten: wer sich einem Tripper aussetzt, nimmt schon nach 24 Stunden die ersten Folgen der Ansteckung wahr; bei wiederholtem Tripper, bei reizbaren Individuen, geschieht dies schon nach einigen Stunden. Ich kann diese Angabe nicht bestätigen, sondern muss in Folge vielfacher und sehr genauer Nachforschungen als Durchschnittstermin den 3.—4. Tag ansetzen.

Symptome und Verlauf.

Der Beginn des Trippers verräth sich gewöhnlich drei bis höchstens acht Tage nach erfolgter Ansteckung durch ein leichtes juckendes prickelndes Gefühl, besonders in der fossa navicularis — denn sie ist ja die erste Stätte, und von ihr aus geschieht die Weiterverbreitung des Trippers — was anfangs mit einer Art Wollust verbunden ist. Sehr bald aber verschwindet dieses Gefühl, es steigern sich die entzündlichen Erscheinungen, die Mündung der Harnröhre, speciell die Lippen werden geröthet und geschwellt, der ganze Penis schwillt an, und andauernde hochgradige Erectionen mit den heftigsten drückenden und spannenden Schmerzen längs des ganzen Gliedes und Dammes gehen nicht selten, insbesondere beim ersten Tripper, 24—36 Stunden dem Ausflusse vorher. Des Morgens oder wenn längere Zeit kein Urin gelassen wurde, zeigen sich dieselben mit einander verklebt, und wenn die Kranken jetzt uriniren, müssen sie eine ziemliche Kraft anwenden, um die kleine gelbliche Kruste wegzuschwemmen; die Temperatur und ebenso die Schwellung der Harnröhre von den Lippen an oft bis zur Blase hinein nimmt zu, der Drang zum Uriniren wird vermehrt und es entsteht während und nach dem Urinlassen eine höchst unangenehme und widerwärtige Empfindung, die meistens als heftiges Brennen bezeichnet wird, und im höchsten Grade ein so intensiver Schmerz, wie wenn ein glühender Draht durchgezogen würde. Endlich stellen sich noch bisweilen nächtliche Pollutionen und, aber auch bei Tage, Erectionen ein, welche leider oft genug zu einem neuen Coitus Anlass geben.

Hinsichtlich einer exacten und vollständigen Untersuchung bei Tripper, namentlich mit Bezug auf die Nachbarorgane ist folgendes Verfahren zu empfehlen. Man legt den Zeigefinger am Anusrand an, betastet diese Gegend genau, und folgt nun streng dem Verlauf der Harnröhre, indem man zwischen den Hoden bis zu ihr durchgeht. Dann schiebt man den Hodensack auf die Seite und betrachtet die Gegend zwischen Schenkelpartie und Schamberg, speciell die Leistendrüsen; ferner ist noch ein auf dem Rücken des Gliedes verlaufendes Lumpfgefäss, welches zuweilen auch anschwillt, nicht zu übersehen. Nun zieht man die Vorhaut zurück und besieht den Rand und das innere Blatt, und endlich betrachtet man die Eichelfurche.

Im weitern Verlaufe nun stellt sich neben den Erectionen als besonders lästiges und schmerzhaftes Symptom immer wieder das Pissen dar. Der Kranke kann nicht gleich, sobald er das Bedürfniss fühlt, pissen, er strengt sich an, er stöhnt bei dem erneuten schmerzhaften Drang, er lehnt wohl auch den Kopf an die Wand, ändert hin und wieder seine angenommene Stellung, und endlich presst er mühsam einige Tropfen heissen Urins unter heftigem Brennen hervor. Erst allgemach kann er seine Harnblase, nicht selten unter wiederholter Unterbrechung und ruckweise, entleeren, wobei er gegen das Ende des Pissens, das nach verschiedentlich langer Dauer gewöhnlich mit Einem Male wie abgeschnitten aufhört, von einem höchst widerlichen brennenden und zusammenschnürenden Gefühl in der Harnröhre, speciell der hintern Partie, des sogenannten Blasenhalses, gequält wird. Nicht selten tröpfelt dann noch etwas Urin nach, wenn der Kranke schon im Gehen begriffen ist, und kommt es ihm vermöge des meist noch eine Zeit lang danach fortbestehenden Dranges vor, als habe er seine Harnblase nicht vollständig entleert, was theils wirklich der Fall, theils als Reflexerscheinung auf Rechnung des grossen Irritationszustandes der Harnröhre zu bringen. Dass neben der eigentlichen blennorrhoischen Absonderung das Oedem der Schwellkörper und die dadurch herbeigeführte Verengerung der Harnröhre einen wesentlichen Antheil an der Behinderung der raschen Urinentleerung und am Schmerz beim Pissen hat, ist klar. Mehr oder minder hochgradige Schwellung des Penis der ganzen Länge nach, sowie ödematöse Anschwellung der Vorhaut, ein leichterer oder stärkerer Grad von Phimose, sind in den ersten Tagen eines hochgradigen, namentlich also des ersten, Trippers, constante Begleiter desselben.

Die Art im Ganzen betreffend der durch den Tripper hervorgerufenen nicht selten furchtbaren Schmerzen, welche sich also namentlich beim Pissen, und zuweilen noch mehr bei den oft Stunden, ja in einzelnen besonders hochgradigen Fällen und bei nervösen Individuen wiederholt den Tag und die ganze Nacht über mit nur kurzer Unterbrechung andauernden Erectionen bis auf's Höchste steigern, so sind dieselben in der ersteren Zeit mehr dumpf, drückend und spannend, dann tobend, klopfend, und vorzüglich beim, resp. nach dem Pissen intensiv brennend; späterhin, gegen Ende der zweiten Woche, sind sie mehr ziehend, prickelnd, wie mitunter anfangs, und stechend, nicht mehr so anhaltend ferner, sondern zuweilen wie ein Blitz die Harnröhre durchzuckend, zuweilen dieselbe langsam durchziehend. Dem Sitze nach sind die Schmerzen beim Beginn des Trippers auf die vordere Partie der Harnröhre, speciell auf die bereits erwähnte fossa navicularis beschränkt; im weitern Verlaufe aber, bei der Wiederverbreitung des contagiösen Secretes, nehmen sie mehr oder weniger auch die hintern Partien, und sonach die ganze Länge der Harnröhre ein.

Ausserdem werden diese Schmerzen noch beträchtlich vermehrt durch eine lebhafte brennende Hitze, ein durchdringendes Stechen, sowie ein äusserst lästiges Spannen uud Ziehen den ganzen Damm entlang, wodurch das Gehen ausserordentlich erschwert, ja mitunter nahezu unmöglich wird.

Das Secret ist anfangs spärlich und stellt sich als eine molkenartige, seröse oder etwas zähe, klebrige, schleimig-eiterige Flüssigkeit dar.

Gegen den 4.—5. Tag nehmen die angeführten Erscheinungen ihre grösste Intensität an, der Schmerz beim Uriniren wird fast unerträglich, dabei geht der Urin in einzelnen Tropfen ab, der Drang zum Uriniren wird häufig, der Kranke wird noch mehr geschlechtlich aufgeregt, er hat qualvolle schlaflose Nächte, und sein zeitweiliger Schlaf wird unterbrochen durch äusserst heftige, schmerzhafte, anhaltende, immer wiederkehrende Erectionen. Das Secret wird massenhaft, dickflüssig, rahmartig, rein eiterig, die ganze Harnröhre ist gegen Druck empfindlich, das ganze Glied ist geschwollen, und mitunter zerreissen in Folge der heftigen Erectionen und der hochgradigen Schwellung einzelne Capillaren, wodurch der eiterige Ausfluss ein bräunliches Aussehen bekommt — bekannt unter dem Namen schwarzer oder russischer Tripper. Selbst Fiebererscheinungen können sich dazu gesellen, der Kranke verliert den Appetit, hat viel Durst, magert ab, bekommt eine welke Hautfarbe, seine Temperatur ist erhöht, sein Puls beschleunigt, und namentlich ist er in psychischer Beziehung sehr deprimirt — es ist das eine Eigenthümlichkeit, wie sie fast ausnahmslos bei allen Erkrankungen der männlichen Sexualorgane vorkommt. Nachdem nun so die entzündlichen Erscheinungen mit dem 12.—14. Tage ihren Höhepunkt erreicht haben, wobei zu bemerken ist, dass sie durchaus nicht bei allen Trippern so ausgesprochen sich finden, fallen sie gewöhnlich ziemlich schnell, uud unter günstigen Verhältnissen verläuft der Tripper so, dass in der dritten Woche nur eine mehr oder weniger starke Schleimabsonderung noch vorhanden ist, die auch nach zwei bis drei Wochen gänzlich aufhört. Das ist nun leider der seltenere Ablauf des Trippers; bei den meisten Menschen treten neue entzündliche Erscheinungen hinzu, und schlimmer noch als diese sind die Complicationen, die sich zum Tripper in der zweiten bis dritten Woche seines Bestehens gesellen. Der Ausfluss selbst wird also nach der angegebenen Zeit wieder schleimiger und enthält weniger Eiter- und Epithelzellen, seine steifen Flecke, die er in der Wäsche hinterlässt, sind nicht mehr so gelb, oder röthlichbraun wie früher, sondern mehr grau mit einem gelben Punkt in der Mitte. So kann nun dieser unter dem Namen Nachtripper oder chronischer Tripper, auch Hussarentripper, goutte militaire, und poetisch als „einsame Thräne“ bekannte, von einem abgelaufenen Tripper herrührende Ausfluss mit wechselnder Intensität Monate, Jahre, ja selbst das ganze Leben hindurch andauern. Die Erscheinungen, die derselbe macht, sind gewöhnlich geringer Natur: Die Kranken haben zeitweise Jucken sowie leichtes Brennen in der

Harnröhre, ab und zu vermehrtes Hitzegefühl am Damm, die Harnröhrenmündung ist des Morgens oft, sogar in der Regel, verklebt, und — was das Hauptsymptom ist — der Urin enthält, besonders wieder des Morgens mehr oder weniger zahlreiche, oft ein paar Centimeter lange schleimige Fäden. Als Ursachen für sein Entstehen und Bestehen sind zu nennen: unzweckmässiges Verhalten im acuten Stadium des Trippers, namentlich wiederholter Beischlaf während desselben, körperliche Ueberanstrengung, starkes Reiten; ferner allgemeine Krankheiten, sogenannte Dyscrasien, wie Anämie, Scrophulose, Tuberculose. Ob indess jeder Nachtripper in dem Angegebenen seine Erklärung findet, ist zweifelhaft. Der Nachtripper kann nun, meistens nach Excessen irgendwelcher Art, an Masse und eiteriger Beschaffenheit wieder zunehmen, und so — oder selbstverständlich durch nochmalige Ansteckung — neuerdings virulent werden; die exquisit chronische Blennorhoe aber, die eigentliche goutte militaire, hat den Character der Virulenz verloren.

Prognose.

Der Tripper ist eine acute Entzündung, wird jedoch leider oft genug chronisch, und lässt dann nicht mehr nach Wochen und Monaten sich berechnen, sondern nach Jahren, wenn da überhaupt noch von einer genauen Berechnung die Rede sein kann. An sich ist er ein zwar schmerzliches, aber nicht lebensgefährliches Leiden; letzteres kann er indessen werden durch seine

Complicationen. Es ist daher stets angezeigt und dringend gerathen, den Tripper nicht wie allermeist als eine ganz leichte, in sechs Wochen wieder geheilte Krankheit, die weiter nichts zu bedeuten hat, hinzustellen. Wir können jedem Tripperkranken, in der Voraussetzung, dass er sich den ihm gegebenen Vorschriften fügt, einen solchen ungefähren Termin für die Dauer seines Leidens angeben, aber als ganz bestimmt können wir es nicht verbürgen, da zu viel von den etwa eintretenden Complicationen abhängt. Im Allgemeinen nun dürfen wir sagen, gestattet der Tripper eine gute Prognose, denn wenn auch nicht jeder Tripper, so wird doch die grosse Mehrzahl geheilt, und wenn ein Tripper nicht geheilt wird, so hat das wohl immer einen speciellen Grund, der, sei es im Verhalten des Kranken, sei es in seiner schlechten Constitution zu suchen ist. In den ersten Tagen ist eine bestimmte Prognose hinsichtlich der Dauer kaum zu machen. Ist schon ein Tripper vorausgegangen, so lässt sich mit ziemlicher Wahrscheinlichkeit von dessen Dauer auf die jetzige schliessen. Die durchschnittliche Dauer der virulenten Blennorrhoe beträgt bei richtigem Verhalten des Kranken nach Lindwurm im Krankenhaus, wo meist bessere Ueberwachung, 3—4, in der Privatpraxis 6 Wochen; nach meiner Erfahrung innerhalb des Spitals und ausserhalb 5—6 Wochen, wie auch Reder die Dauer auf 30—40 Tage angibt. Eine sichere Prognose auf die definitiv eingetretene Heilung des Trippers können wir nur dann stellen, wenn mindestens acht Tage lang sich kein Tropfen

Ausfluss mehr gezeigt hat. Denn wenn auch die ersten zwei, drei Tage vergehen, während deren sich keine Spur von Ausfluss mehr zeigt, und der Tripperkranke sich somit schon der ungetheilten Freude voller Genesung hingibt, wird er doch mitunter eines Morgens des fünften oder sechsten Tages wieder sehr unliebsam von einer neuen Schleimabsonderung, allerdings meist einer geringen, überrascht. In der Regel geht ihr indess einige Zeit, namentlich die Nacht und wohl auch den Tag zuvor ein besonders häufiger Urindrang mit jedesmal nur unbedeutender Urinentleerung voraus, und ebenso ein leiser wohllüstiger Kitzel an dem hintern, speciell zwischen den Hoden mittelst Fingerdruck nach aufwärts betastbaren Theil der Harnröhre, welcher Kitzel gewöhnlich durch die Untersuchung noch gesteigert wird, durch welche man auch etwas mehr Schleim, langsam nach vorne streichend, herausbefördern kann. Gibt nun der Kranke dem verführerischen Gefühle nach und übt von Neuem einen Coitus aus, so bekommt er mit Sicherheit wieder eine Recrudescenz seines nahezu abgelaufenen Trippers, dessgleichen im Falle er sich anderen Excessen überlässt. Die Behandlung muss hier in der That mehr eine diätetische, nur durch eine leichte Einspritzung, wozu ich Alaun benütze (5 Ctgrmm. auf 30 grmm. Wasser), ein paar Mal im Tag immer nach dem Uriniren vorgenommen, unterstützte sein. Und dann erst, wenn wieder eine Woche wenigstens verflossen, und die Schleimabsonderung sich in dieser Zeit ganz und gar verloren, darf man — wobei übrigens noch immer

Vorsicht anzurathen — die Heilung des Trippers als sicher betrachten. — Der erste Tripper ist gewöhnlich der schmerzlichste, und insbesondere klagen die Kranken über den häufigen Harndrang, nebst den Erectionen, als das lästigste Symptom. Lindwurm will ferner gefunden haben, je länger der Zeitraum ist, der zwischen dem Moment der Ansteckung und dem Ausbruch der ersten Erscheinung liegt, desto günstiger und leichter verlauft der Tripper, und je rascher nach der Ansteckung die Erscheinungen auftreten, desto bösartiger wird er. Meine Beobachtungen gestatten mir diesen Schluss ebenfalls zum grossen Theil, doch möchte das genannte Verhalten wohl auch auf Rechnung der individuellen Empfindsamkeit der Schleimhaut zu setzen sein; denn es kommt ja öfter vor, dass zwei Männer dasselbe Mädchen an Einem Abend gebrauchen, und der Tripper tritt bei ihnen verschieden auf. — Das Schlimmste in prognostischer Beziehung aber ist, dass bei keiner Krankheit so leicht Recidiven eintreten wie beim Tripper, dass also das Stadium der Heilung so ausserordentlich leicht unterbrochen wird.

Was die durch den Tripper herbeigeführten Folgen betrifft, welche namentlich durch rasch wiederholten Tripper, durch Excesse dabei, durch wiederholten Coitus während desselben, durch unzweckmässige, mit kaustischen oder überhaupt im Verhältniss zur Entzündung mit zu starken Mitteln gemachten Einspritzungen, resultiren: so sind nachstehende Eventualitäten in's Auge zu fassen. Es bleiben nicht selten Wochen und Monate lang mehr oder weniger unangenehme, zeitweise auftretende, stechend-schmerzhafte Empfindungen im Verlauf, besonders dem hintern Theil der Harnröhre zurück, verbunden mit einem mehr oder weniger ständigen unbehaglichen Hitzegefühl am Damm, das besonders nach langem Sitzen auf weicher Unterlage sich steigert. Ferner bleibt mitunter Monate hindurch eine chronische Hyperämie oder Anschwellung des Bulbus zurück, wodurch bei Beginn und zu Ende des Urinirens ein leichtes Brennen oder Kitzeln verspürt wird, und ebenso wird dadurch beim Coitus ein etwas unangenehmes Nebengefühl verursacht. Das traurigste und langwierigste Folgeleiden des Trippers, das eine ganze Kette von Veränderungen und weitern Folgeleiden in sich schliesst, und durch die oben angegebenen Momente begünstigt oder hervorgerufen wird, ist die Strictur, die durch Bindegewebswucherung in Folge der Entzündung, durch bindegewebige Neubildung hervorgerufene callöse Strictur. Früher waren die Stricturen entschieden häufiger; seit man aber die sogenannten Abortiv- oder Coupirungs-Methoden, überhaupt die ätzenden Einspritzungen verlassen, ist dieses qualvolle Leiden, das nicht selten auch auf die psychischen Kräfte des Kranken einen höchst deprimirenden Einfluss übt, zum Glück seltener geworden. Monate und Jahre nach überstandenem Tripper können vergehen, bis sie merklich in die Erscheinung tritt, und ein und zwei Jahre vergehen, bis sie gehoben ist. Ich verweise zum eingehenden Studium hierüber auf das vortreffliche Werk von Dittel: „Die Stricturen der Harnröhre"; im Handbuch der allgemeinen und speciellen Chirurgie, 3. Band, 2. Abtheilung, 6. Lieferung; Erlangen 1872.

Therapie.

Vom prophylactischen Standpunct aus besitzen wir nur Ein Mittel zur Verhütung der Weiterverbreitung ansteckender Krankheiten, d. i. eine gute Sanitätspflege, und speciell bei den venerisch-syphilitischen Krankheiten die Ueberwachung der öffentlichen Mädchen. Freilich, ausrotten wird man diese Krankheiten nie, und insbesondere nicht die sogenannte geheime Prostitution — diese hat bestanden und wird bestehen, so lange die Welt steht. Es ist aber gewiss schon viel damit gewonnen, wenn man sie auf ein kleineres Terrain beschränkt, und das kann geschehen einerseits durch Einführung von Bordellen, andererseits — was aber noch anstössiger und unsicherer — durch Verausgabung von Karten, gewissermassen Gewerbskarten an solche Mädchen, die eben „notorischen Handel mit ihren Reizen treiben". Auf diese Weise ist eine Ueberwachung möglich, indem nämlich derlei Personen mehrmals die Woche zur festgesetzten Zeit auf einem bestimmten Sanitätsbureau sich einzufinden und daselbst einer gründlichen ärztlichen Untersuchung sich zu unterwerfen haben; die ohne genügenden Grund nicht Anwesenden werden im Wiederholungsfalle in eine Correctionsanstalt geschickt. Dies ist der einzig richtige Weg für die Vermehrung der öffentlichen sanitätlichen Sicherheit im Grossen. Die praktische Erfahrung ist hier die einzige Lehrmeisterin; sich aber mit abstracter Moral dabei aufhalten, der Welt einen Sittenprediger machen wollen — das hiesse sich zum Prediger in der Wüste hergeben. Die öffentlichen Mädchen sind eben ein nothwendiges Uebel, wie am Ende manches Andere auch. — Es fragt sich nun, gibt es speciell gegen die Ansteckung des Trippers ein Prophylacticum? Den Leuten den Rath geben, sich keiner Ansteckung auszusetzen, ist so gut wie in den Wind geredet; und doch wäre dies das einzig sichere Prophylacticum; denn die nun zu nennenden Arten der Prophylaxis sind alle mehr oder weniger zweifelhaft. Dahin gehört, was hier in erster Reihe zu nennen ist, der immerhin widerliche Gebrauch des Condoms — ein aus dem Blinddarm der Lämmer gefertigter, vorne geschlossener Ueberzug des Penis, nach seinem um die Mitte des vorigen Jahrhunderts lebenden englischen Erfinder so genannt — die Franzosen sagen capote anglaise, — wodurch allerdings die unmittelbare Berührung mit den erkrankten weiblichen Genitalien vermieden wird; indess geschieht es oft, dass derselbe einreisst. Der Condom ist daher, wie eine geistreiche Französin bemerkte, ein Panzer gegen die Wollust und ein Spinnengewebe gegen die Gefahr. Genaue Untersuchung der Genitalien vor dem Coitus wäre freilich stets als sicher zu empfehlen, aber das geht eben nicht immer. Ferner Waschen der Eichel, der Vorhaut und besonders der Eichelfurche, nach jedem Coitus; ob durch das Uriniren nach dem Coitus das ansteckende Trippersecret ganz aus der Harnröhre entfernt und so die Ansteckuug verhindert wird, erlaubt gerechte Zweifel, zumal man ja nicht weiss, wie lange die Einwirkung stattgefunden haben muss. Insofern ist es auch entschieden besser, den Coitus ganz bis zur Ejaculation des Samens auszuführen, und hätte der Volksglaube, dass nach vorzeitiger Unterbrechung des Coitus häufiger und in der Regel — wenn eben die Gelegenheit geboten ist — Tripper entstehe, eine gewisse Berechtigung. — Ein einmal überstandener Tripper macht die Harnröhre nicht nur nicht immun, sondern noch mehr disponirt für eine neue Ansteckung.

Hinsichtlich der Diät nun und des allgemeinen Verhaltens Tripperkranker ist vor Allem Ruhe zu empfehlen, doch können in der Privatpraxis die Kranken schon aufbleiben und herumgehen, während sie im Spital gewöhnlich im Bett liegen müssen. Zu empfehlen ist auch schon von Beginn des Trippers an ein Suspensorium zur Verhütung von Hodenaffectionen. Geschlechtliche Aufregung ist natürlich möglichst zu vermeiden; ebenso ist der Genuss alcoholischer und an Kohlensäure reicher Getränke sehr zu beschränken, wogegen sehr rathsam der Genuss von frischem Brunnenwasser, was immer das beste, und zur Abwechslung etwa noch einer leichten Limonade. Die Kost sei mässig, nahrhaft, leicht verdaulich, nicht stark gewürzt; der Kranke darf die Fleisch- und Mehlspeisen, die er gewöhnlich zu sich nimmt, fortgeniessen; in der Spitalspraxis bei keiner oder nur geringer Bewegung ist der Kranke auf eine etwas kleinere Quantität zu beschränken. Bei der niedern und arbeitenden Volksclasse, wo der Wein einen Bestandtheil der Nahrung bildet, ist eine kleine Quantität mit Wasser zu gestatten, bei üppig lebenden, nicht angestrengten Leuten ist derselbe zu verbieten.

Es fragt sich nun, soll man nicht den Tripper sich selbst überlassen? Möglich ist es, dass eine kräftige, gute Constitution und ein streng diätetisches Verhalten den Tripper ohne Medicamente zur Heilung bringen, jedenfalls aber ist das enorm selten; denn wer befolgt Wochen lang ein so angemessenes Regime? Und ferner ist empirisch festgestellt, dass ein Tripper um eine bis zwei Wochen früher heilt, wenn er behandelt wird, als wenn er sich selbst überlassen bleibt. Diese Abkürzung ist gewiss nicht zu unterschätzen, wenn man bedenkt, wie ungeheuer verbreitet der Tripper ist; er ist so häufig, dass Lisfranc sagte, auf 1000 Erwachsene rechne er 800, die den Tripper gehabt hätten, noch hätten oder noch bekommen würden. Und Ricord äussert einmal: Wenn in einem Pariser Salon 12 Personen beisammen sind, so haben oder hatten 10 den Tripper. Eine frühzeitige Behandlung dient aber gewiss auch zur Verminderung der Ansteckung, und zur rechten Zeit und zweckmässig behandelt heilt, wie schon erwähnt, die grosse Mehrzahl der Tripper.

Es gibt zweierlei Arten der Behandlung für den Tripper, eine innerliche oder medicinische und eine äusserliche oder chirurgische; letztere hat die erstere sehr in den Hintergrund gedrängt und es hat sich nach Sigmund statistisch herausgestellt, dass von 100 Tripperkranken 85 mit Einspritzungen allein rascher geheilt werden, als durch die Behandlung mit inneren Mitteln. Aber auch die Dauer der Behandlung nimmt im Durchschnitt nur drei bis fünf Wochen ein, während die Behandlung mit inneren Mitteln sechs bis acht Wochen in Anspruch nimmt. Ferner sind die Kosten der äusseren Behandlung viel billiger, was doch bei Armen und Spitalkranken auch nicht ganz ausser Acht zu lassen ist. Rechnet man endlich dazu, dass nicht selten Magen- und Darmcatarrh bei der Behandlung mit inneren Mitteln eintritt, so stellt sich diese noch viel complicirter und darum viel weniger vortheilhaft heraus wie die Behandlung mit äusseren Mitteln, mit Injectionen. Es handelt sich nun darum, die Bedingungen und die Art der Anwendung beider festzustellen. Die Injectionen sind contraindicirt, so lange noch heftige entzündliche Erscheinungen, starke Röthung, Schwellung, Hitze, Schmerzhaftigkeit vorhanden; sodann bei Fortpflanzung der Entzündung auf die Prostata und die Blase, resp. den Blasenhals.

Individuelle Zustände, welche die Einspritzung zwar nicht aufheben, aber mitunter bedeutend erschweren, sind die Hypospadie und Anaspadie. Bei der Hypospadie muss die Harnröhrenmündung gegen aufwärts gedreht und die Spritze schief aufgesetzt werden; letzteres auch bei der Anaspadie.

Während des entzündlichen Stadiums hat sich also der Kranke vor Allem nach der angegebenen Diät zu richten und die locale Behandlung ist folgende. Das Erste, was in örtlicher Beziehung der Tripperkranke zu thun hat, ist Reinlichhaltung, fleissiges Waschen mit Wasser, wie es im Zimmer steht, von 6—10° C. drei bis sechs Mal im Tage. Kann der Kranke das kalte Gliedbad nicht ertragen, so nehme er laues Wasser; ist es ihm wohlthuend, so kann er auch einige Eisstückchen hineinlegen. Sodann ist der Hoden etwa durch ein untergelegtes keilförmiges Spreukissen hoch zu lagern, und zur Linderung der Hitze und Spannung namentlich am Perineum eine vom Hoden bis an den Anus reichende einfache feuchte Compresse in Anwendung zu ziehen. Kalte Sitzbäder sind nicht zu empfehlen, indem oft Harnzwang, selbst Harnverhaltung darnach eintritt. Eine fortwährende, vermittels frischer Compressen durchgeführte gleichmässige Entziehung der Wärme vom Anus bis an die Spitze des Gliedes ist das sicherste und einfachste Mittel, um den Grad der Entzündung möglichst herabzusetzen. Das zweite wichtige Moment, worauf wir unser Augenmerk zu richten haben, ist der lästige und häufige Harndrang; um ihn zu beschwichtigen, gibt es nichts besseres als Narcotica, an deren Spitze das souveränste Mittel des Arzneischatzes, das Opium, mit seinem Alcaloid, dem Morphium, steht; man gibt Opii pur. 6 Ctgrmm. oder Morph. muriat. 15 Milligramm pro dosi, in Pulver mit Zucker; auch kann man das Morphium in dem angenehm schmeckenden Bittermandelwasser geben. Die angegebene Dosis kann man natürlich öfter, in sehr schlimmen Fällen bis zu vier Mal etwa im Tag wiederholen, was sich übrigens selbstverständlich bedeutend nach der Individualität des Kranken richtet. Gegen die heftigen, beim und nach dem Pissen auftretenden Schmerzen in der Harnröhre empfiehlt Zeissl: Extract. cannab. ind., Extract. seminum hyosc. aa 25 Ctgrmm., Sachar. alb. 2,50 grmm., Div. in dos. aeq. Nr. 8, Ds. jede 3. Stunde 1 Pulver; oder von der Tinctura cannabis indica 3std. 10—12 Tropfen auf Zucker. Leider konnte ich wiederholt keinen Erfolg davon constatiren, dagegen colikartige Schmerzen und hartnäckige Stuhlverstopfung. Ein drittes nicht zu übersehendes Moment bildet der Stuhlgang; ein regelmässiger leichter Stuhl ist sehr wünschenswerth, und die Stuhlverstopfung muss durch Abführmittel gehoben werden, denn ein starkes Pressen verursacht ausser Schmerzen nicht selten Pollutionen, ja selbst Chorda. Wir geben daher als mildes, nur leider sehr schlecht schmeckendes Abführmittel, das Ricinusöl, am besten noch in etwas schwarzem Kaffee, oder mit Eigelb verrührt in gesalzener Fleischbrühe zu nehmen; doch sind auch salinische Purgirmittel, wie Glaubersalz und Bittersalz, oder die in neuerer Zeit mehr beliebt gewordene, etwas besser schmeckende, aber ziemlich theuere citronensaure Magnesia, von der ich folgende Lösung empfehle: Magnes. citr. 40,0 Aq. ceras. nigr. 100,0 Syr. cort. aurant. 60,0, stündl. ein Drittel; ebenso die Senna, das Wiener Tränkchen, zu gestatten; von den Bitterwassern das neben Bitter- und Glaubersalz an Kochsalz reiche Friedrichshaller Wasser, in Meiningen; oder das böhmische Saidschützer; unzulässig sind Aloe und Coloquinthen, welche beide eine Congestion nach den Genitalien machen. Bei hartnäckiger, mehr chronischer Stuhlverstopfung, bei trägem Dickdarm, bei vielen Blähungen, gibt man mit

Vortheil ein Clystier, täglich des Morgens, mit Wasser und Essig, mit Bitterwasser, mit Senna. Von grossem Werth ist endlich ein guter, ruhiger Schlaf, wozu die Narcotica viel beitragen können. Nachdem das entzündliche Stadium vorüber, die entzündlichen Erscheinungen eine Abnahme zeigen, ist unsere Aufgabe die directe Beseitigung des krankhaften Ausflusses.

Die Behandlung des Trippers durch Einspritzung ist eine viel ältere Methode als man gewöhnlich glaubt, und wir bedienen uns dazu der Tripperspritzen. Dass die Tripperspritze ein hohes Alter hat, geht daraus hervor, dass Sigmund im Museum zu Pompeji nebst hübschen Kathetern und Bougies eine Tripperspritze fand, ähnlich der heutigen. Eine gute Tripperspritze muss aus Einem Ganzen bestehen, d. h. der vordere conische Theil derselben darf nicht aufgeschraubt sein, denn abgesehen von der etwaigen Umständlichkeit und spätern Lockerung ziehen solche Spritzen nicht vollständig. Ferner der Stempel, der die Flüssigkeit hinaustreibt, muss genau der cylindrischen Wandung der Röhre anpassen, damit nicht Luft mit eindringt oder ein Theil der Flüssigkeit hinter den Stempel kommt, er muss gut in der Spritze laufen, darf nicht zu schwer noch zu leicht gehen. Weiters, das Material der Spritze soll nicht leicht zerbrechlich sein und von der Injectionsflüssigkeit nicht angegriffen werden: Glas taugt aus ersterem Grunde nicht, und überdiess passt an den wenigsten Glasspritzen der Stempel vollkommen der Wandung an. Am besten sind die Spritzen aus gehärtetem Kautschuk, und dann die gewöhnlichen, fast allgemein gebräuchlichen Zinnspritzen. Von Belang ist endlich noch die Grösse der Spritze; sie soll wenigstens 7,50 grmm. Flüssigkeit enthalten können; die weiteste und längste Harnröhre — ihre Länge beim Manne beträgt zwischen 16—20 Centimeter, ihr Durchmesser im höchsten Grad der Ausdehnung 4 bis 5 Millimeter — fasst in der Regel nicht ganz 9 Gramm Flüssigkeit; ein wenig Flüssigkeit geht übrigens wohl immer verloren. Wir füllen nun die Spritze, indem wir den Conus in die Flüssigkeit bringen und den Stempel langsam zurückziehen; sodann prüfen wir, ob Luft mit hineingekommen ist, indem wir ein wenig von der Flüssigkeit herausdrücken, damit nicht etwa eine Verletzung der kranken Schleimhaut, eine kleine Gewebs- oder Gefäss-Zerreissung und dadurch Blutung und Schmerzhaftigkeit entsteht; ist zu viel Flüssigkeit herausgekommen, so probirt man noch einmal auf dieselbe Weise; und ein Beweis, dass die Spritze gut gefüllt und die Einspritzung gut gemacht war, ist, dass die Flüssigkeit in kräftigem Strahl aus der Harnröhre dringt. Man lässt die Flüssigkeit langsam in die Harnröhre sich hinein ergiessen, drückt dann von beiden Seiten, rechts und links, die Lippen der Harnröhre zusammen, und hält so ein bis höchstens zwei Minuten die Flüssigkeit in der Harnröhre zurück. Die Einspritzung hat also in grosser Schonung und am besten in stehender Stellung zu geschehen, weil da am ehesten die Flüssigkeit bis in die hinteren Partien der Harnröhre gelangt. Der Arzt muss die Einspritzung immer zuerst selbst machen, und lässt dann den Kranken die Einspritzung vor sich machen, um sich zu überzeugen, ob er es kann, denn besser keine Einspritzung, als eine schlecht gemachte. Vor der Einspritzung soll der Kranke womöglich Urin lassen, wodurch die Harnröhre theilweise vom Eiter befreit und der auf die Einspritzung regelmässig folgende Harndrang am ehesten verhütet wird, und alsdann geschieht die Einspritzung mit dem Medicament. Da man nicht weiss, wie der Kranke die Einspritzung verträgt, so thut man gut, nicht mehr als 90—100 grmm. der Flüssigkeit zu verschreiben; damit reicht der Kranke, der täglich drei Mal je zwei Spritzen einspritzt, zwei bis drei Tage.

Als Mittel nun für die Einspritzung dienen milde adstringirende Substanzen aus dem Mineral- oder Pflanzenreich, deren Wirkung wesentlich in Folgendem besteht. Der in der Harnröhre befindliche Schleim wird coagulirt, gerinnt, die Follikel werden durch die Zusammenziehung theils von der Epithelialschicht, theils von der tiefer liegenden Schleimschicht und dem Bindegewebe zusammengedrückt, und entleeren daher ihren Inhalt. Dazu kommt dann noch, dass in Folge dieses Vorganges ein rascherer Umsatz in Bildung der oberflächlichen Epithelien eingeleitet wird.

Hinsichtlich der Indication und Dosirung der einzelnen Mittel dürfte Folgendes gelten. Essigsaures Bleioxyd ist hauptsächlich indicirt, wenn der Kranke sehr empfindlich und die Harnröhrenmündung noch ziemlich geröthet und excoriirt ist, wohl auch in spätern Stadien; es wird etwa verordnet: Plumb. acetic.

bas. 15 Ctgrmm. auf Aq. dest. 90 grmm. Eine andere stärkere und bei geringer Schmerzhaftigkeit sehr zu empfehlende Einspritzung ist das wohl am meisten gebräuchliche schwefelsaure Zinkoxyd, zincum sulfuricum, anfangs in derselben Dosis, später zu 30 bis 60 Ctgrmm. auf 90 grmm.; es ist namentlich auch desswegen so beliebt, weil es den Urin nicht trübe macht, wie dies besonders die essigsauren Salze mehr oder weniger thun. So ziemlich auf gleicher Stufe mit dem essigsauren Bleioxyd steht und wird in ähnlicher Dosis verordnet der rohe Alaun, alumen crudum, der etwas schwächer wirkt wie der gebrannte, anfangs zu 30, später zu 90 Ctgrmm. auf 90 grmm. Wasser. Diese Einspritzung kann ich sehr empfehlen, namentlich nach längerem Gebrauch von schwefelsaurem Zinkoxyd, oder wo dieses zu stark war, nicht gut ertragen wurde. Das schwefelsaure Kupferoxyd, cuprum sulfuricum, ist etwas stärker, daher wir für den Anfang 15 Ctgrmm. auf 120 grmm. verschreiben. Dieses schwefelsaure Kupferoxyd, sowie das schwefelsaure Eisenoxydul oder das Eisenchlorür, und auch das salzsaure Eisenoxyd eignen sich vornehmlich für Recidiven, für Fälle, welche schon mit andern Mitteln behandelt wurden. Das salzsaure Eisenoxyd oder das Eisenchlorid kommt bekanntlich fast ausschliesslich nur in der Form des liquor ferri sesquichlorati vor, und da genügen schon ein paar Tropfen auf 30 grmm.; es eignet sich für lang fortgeschleppte Recidiven, bei Anämischen, und ganz speciell bei Individuen, welche eine Neigung haben zu leichter Blutung. Für die Spitalpraxis und in einzelnen Fällen noch mehr für die Privatpraxis sind indess diese letztgenannten Eisenmittel möglichst zu beschränken, indem sie die Wäsche stark ruiniren; und im Uebrigen ist ihr Erfolg doch keineswegs unbestreitbar. Das Tannin erfreut sich im Publicum, besonders dem reisenden, einer grossen Beliebtheit, und namentlich redet ihm Niemeyer das Wort. Niemeyer verordnet gewöhnlich drei Pulver, von welchen jedes 2 Gramm Tannin enthält; also: Acid. tanic. 6 grmm., Div. in ptt. aeq. III, S. nach Bericht; und zwar lässt Niemeyer ein solches Pulver in 1/2 Schoppen Rothwein lösen, und diese Lösung als Einspritzung benützen; bleibt der Erfolg aus oder war er unvollkommen, so lässt er die beiden andern Pulver in derselben Menge Rothwein lösen und mit dieser doppeltstarken Lösung Einspritzungen machen. Ich muss gestehen, dass mir diese Verfahrungsweise nicht so besonders vorzüglich erschienen ist, obwohl ich auch von ihr gute Erfolge gesehen, und dass man nach meinem Dafürhalten mit dem schwefelsauren Zink oder mit Alaun dieselben, wenn nicht bessere Resultate erzielt. Die Tannin-Rothweineinspritzung ist, namentlich in den ersten Stadien des Trippers, so schmerzhaft, es bekommen die Kranken unmittelbar darauf ein so fürchterliches Brennen in der Harnröhre, dass sie sich kaum mehr auf den Beinen zu halten vermögen. Sodann ist diese Einspritzung fast nie chemisch rein. Jeder Rothwein enthält organische Reste, jeder Rothwein bildet einen Satz, legt sich an; auch bekommt man selten wieder den gleichen Rothwein; und endlich ist er nicht selten gefälscht, namentlich mit Spirituosen versetzt, wovon zum Theil der grosse Schmerz herrühren mag. Selbst eine Tanninlösung in Wasser ist nie ganz klar, es schwimmen fast immer weissliche Flocken darin herum, und bemerkte ich, dass wirklich solche Flocken das Harnröhrenlumen vorübergehend verstopften, und erst durch den kräftigen Harnstrahl wieder mit herausgespült wurden. Ausserdem ist das Tannin nicht selten etwas eisenhältig. Ich ziehe daher besonders den in seiner Wirkung dem Tannin sehr ähnlichen Alaun entschieden vor. Ein Mittel, das nach Sigmund häufiger angewendet zu werden verdient, ist das Wismuth, und zwar das salpetersaure, bismuthum nitricum s. magisterium bismuthi, das ebenfalls zu 15—30 Ctgrmm. auf 90 grmm. von reizbaren Individuen leicht ertragen wird; eine stärkere Lösung wirkt nach Sigmund ätzend; Ricord hingegen verordnet für gewöhnlich 7,50 grmm. dieses Mittels auf 90 grmm. Wasser. Als ein weiteres Mittel, welches freilich nur in guten Händen vortreffliche Dienste leistet, ist zu nennen der Sublimat. Der Sublimat wirkt schon in ganz kleinen Quantitäten adstringirend; 5 Ctgrmm. Sublimat auf 200 grmm. Wasser wirkt oft so stark wie 30 Ctgrmm. Alaun oder Zinkvitriol auf 60 grmm.; wegen der allmäligen Zersetzung thut man gut, ihn vor der Einwirkung des Lichtes zu schützen. Nun einige Worte über das früher allgemein empfohlene salpetersaure Silberoxyd, den Höllenstein. Dieses Mittel wurde namentlich von Lyon aus in Schwung gebracht, und dieses Mittel ist der Grund, warum die Einspritzungen eine Zeit lang so in Misscredit gekommen sind. Leichte Einspritzungen nämlich von 5 Ctgrmm. auf 30 grmm. leisten nicht viel, starke Einspritzungen aber machen gerne Excoriationen und tragen zur Stricturenbildung bei; zudem wird durch den Höllenstein Hemd und sonstige Wäsche, und überhaupt, was mit ihm in Berührung kommt, arg besudelt.

Während des einfachen acuten oder subacuten Stadiums der Blennorhoe, die ihren normalen Gang durchmacht, leisten die angegebenen Injectionsmittel, was man verlangen kann. Dabei ist stets als Princip festzuhalten: die Stärke der Injection hat sich entgegengesetzt der Stärke der Entzündung zu verhalten; eine geringgradige Entzündung gestattet eine stärkere Injection, und dieselbe ist contraindicirt und hat einer schwachen zu weichen bei hochgradiger Entzündung. Auch ist nicht zu übersehen, dass ein rationeller Wechsel in der Wahl der Mittel aus der Reihe der angegebenen Adstringentien, wenn eines nach längerem Gebrauch seine Dienste versagt hat, häufig von günstigem Erfolg begleitet ist. Endlich ist noch zu bemerken, dass durchgehends die schwefelsauren und essigsauren Verbindungen den salzsauren vorzuziehen sind, weil letztere stets intensiver auf die Schleimhaut einwirken.

Die Versuche, eine ausgeprägt chronische, Jahre lang bestehende Blennorrhoe, die sogenannte goutte militaire, zu heilen, sind in der Regel umsonst. Zwar ist der Ausfluss meist sehr gering, hört einige Tage ganz auf, um dann des Morgens wieder in einigen Tropfen sich zu zeigen, auch sonstige Beschwerden, wie beim Uriniren, sind nicht vorhanden, aber doch sind solche Menschen fast immer mehr oder weniger psychisch verstimmt. Man hat die sämmtlichen angeführten Mittel empfohlen und sie in derselben oder auch stärkeren Dosis verabreicht, aber meist erfolglos. Speciell hiefür ist nun noch empfohlen worden eine Einspritzung von purem oder mit Wasser verdünntem Rothwein, Bordeaux, ferner Jodeisen, ferr. jodat. 10—20 Ctgrmm. auf Aq. dest. 60 grmm., sowie Ratanhia, extr. ratanh. 1,25—2,50 grmm. auf Aq. dest. 60 grmm.; doch auch hier ist der Erfolg durchaus kein sicherer, ebensowenig wie beim regelmässig fortgesetzten Einlegen von elastischen oder Wachsbougies, die anfangs blos mit ungesalzenem Schweinfett, später mit Höllensteinsalbe, 10—15 Ctgrmm. auf 15 grmm. Fett, oder mit rothem Präcipitat, 5—10 Ctgrm. auf dieselbe Menge Fett bestrichen und je nachdem sie Schmerz verursachen, 5—10 Minuten liegen gelassen werden. Endlich ist noch zu empfehlen der Gebrauch von kalten Bädern, namentlich Seebädern, sowie der Traubencur. Es ereignet sich auch hin und wieder, dass die goutte militaire, nachdem sie schon ein Jahr und länger bestanden, mit einem Male von selbst verschwindet. Jedenfalls muss bei so langer Dauer des Trippers die Harnröhre mit einem silbernen Catheter untersucht werden, ob nicht tiefere Exoriationen oder aber Schleimhaut-Wulstungen, oder endlich parenchymatöse Wucherungen Ursache sind, wonach regelmässige tägliche Einführung und nach und nach immer längeres, selbst ein paar Stunden langes Liegenlassen eines Silberkatheters oder von Metallsonden geboten.

Ich komme nun zur Besprechung der Behandlung des Trippers mit innern Mitteln, und da sind als die zwei Repräsentanten Cubebenpfeffer und Copaiva-Balsam zu nennen. Wenn nun auch diese Mittel vom Magen resorbirt in den Kreislauf aufgenommen werden, von da in die Nieren gelangen und durch den Urin wieder ausgeschieden werden, so ist doch ihre Wirkung gewissermassen als eine indirecte Localtherapie zu betrachten, insoferne der Gebrauch der Cubeben und des Copaiva-Balsams dem Urin eine Eigenschaft verleiht, mittelst deren er nach Art der Einspritzungen wirkt. Sie finden ihre Anwendung bei vorhandenen Hindernissen zu Injectionen, die schon angeführt wurden, sowie bei Leuten, welche sich durchaus keine Injectionen machen lassen, meist aus Furcht, die Flüssigkeit möge in die Blase gelangen und diese afficiren; mit einer gewöhnlichen Tripperspritze wird man indess schwerlich bis in die Blase spritzen; endlich zur Unterstützung der Wirkung der Injectionen. Es hält immer schwer, blos durch innere Mittel die Blennorrhoe zu beseitigen, und auch über die Zeit ihrer Anwendung, ob sie mehr im acuten oder im chronischen Stadium am Platz, sind die Ansichten und Beobachtungen noch zu differirend, um ein entschiedenes Urtheil für das eine oder andere abgeben zu können. Doch kommt es mir vor, dass sie in den Anfängen des Trippers von rascherem und ausgiebigerem Erfolge begleitet sind. Der Urin nimmt dabei einen eigenthümlichen, höchst üblen Geruch an, und ebenso verräth der stinkende, fast fötide Athem, sowie das widerliche Aufstossen nach dem Gebrauch dieser Mittel, namentlich der Cubeben, den Schuldigen. Da man die Cubeben auch äusserlich zu Injectionen gegen Tripper benützte, ohne dass sie hier den Erwartungen irgendwie entsprochen hätten, so scheint ihre Wirkung nicht unmittelbar von einem ihrer Bestandtheile abzuhängen, sondern von einer unbekannten Modification, welche ein solcher, wahrscheinlich das ätherische Oel, beim Uebergang in den Harn erleidet. Ein weiterer Uebelstand, der bei beiden Mitteln in Betracht kommt, ist, dass nicht selten ein nesselartiger, juckender Hautausschlag, ein resinöses Exanthem danach entsteht, was zwar keine absolute Gegenanzeige gegen beide ist und auch keine andern nachtheiligen Folgen hat, aber doch weigern sich die Kranken, ein solches Mittel fortzugebrauchen, besonders bei wiederholtem Auftreten oder wenn stärkeres Fieber sich dazu gesellte. Dieser Hautausschlag, welcher entweder quaddelartig, papulös, über das Niveau der Haut erhaben, die eigentliche Nesselsucht, Nessel- oder Quaddelausschlag — urticaria, oder oberflächlich, erythematös, fleckenartig — roseola, schwindet nach Aussetzen des Mittels innerhalb einer Woche wieder vollständig, theils durch Resorption, theils durch Abschuppung. Ist Jucken zugegen, so lässt man die ergriffenen Partien am besten öfter kalt abwaschen oder mit Citronenscheibchen abreiben. Was aber den Fortgebrauch beider Mittel absolut verbietet, ist der namentlich nach Copaiva-Balsam sich gerne einstellende Magen-Darmcatarrh; häufiges widerliches Aufstossen, Appetitlosigkeit, Uebelkeit, Erbrechen, Kopfweh, Leibschmerzen, Durchfall — das sind die nachtheiligen Folgen, sobald man nicht aussetzt. Ausserdem bietet nun der Copaiva-Balsam speciell in einzelnen seltenen Fällen noch eine besondere eigenthümliche Folgeerscheinung dar. Es wird nämlich durch ihn zuweilen eine dem Gelenkrheumatismus ganz ähnliche Affection eines oder des andern Gelenkes, besonders des Schulter- oder Knieegelenkes, wodurch die Bewegung des Armes oder Fusses äusserst schmerzhaft und selbst unmöglich wird, hervorgerufen. Man hat vielfach diese Erscheinung als Tripperrheumatismus bezeichnet. Allein das im Verhältniss zum Tripper äusserst seltene Vorkommen, das ausschliessliche Vorkommen bei Männern, wo eben der Copaiva-Balsam so häufig angewendet wird, die gewöhnliche Localisation auf Ein Gelenk, sowie das Fehlen krankhaften Herzaffection sprechen dafür, dass das Leiden auf einer durch Aufsaugung und Ablagerung eines Bestandtheiles des Copaiva-Balsams bewirkten Alteration der Synovia eines Gelenkes beruhe. Diese Gelenkaffection, die meist nach längerem Gebrauch des Balsams, also nach längerem Bestehen des Trippers erst auftritt, nimmt auch nach Aussetzen des Copaiva - Balsams immer eine Dauer von 4—6 Wochen in Anspruch; man muss ihn aber aussetzen, um nicht eine Steigerung hervorzurufen. Das Beste ist, neben grösster Ruhe ein paar Mal im Tag das Gelenk mit Schwefeläther, oder mit Chloroform und Mandelöl zu gleichen Theilen, einzureiben und Watte darüber zu legen; bei sehr grossem Schmerz und Schlaflosigkeit gibt man Morphium; sonst besitzen wir weder innerlich noch äusserlich ein Mittel dagegen.

Welches von beiden Mitteln vorzüglicher, ist sehr schwer zu entscheiden. Der Copaivabalsam dürfte, wenn er frisch und nicht, wie so häufig, mit Terpentin verfälscht ist, wenn er ferner gut ertragen wird, den Vorzug verdienen. Der Copaivabalsam fliesst entweder spontan aus dem Stamme eines in Südamerika und Mexiko wachsenden hohen Baumes, der Copaiva officinalis, oder er wird durch Einschnitte in den Stamm gewonnen. Für Erwachsene, vom 20. Jahre an etwa, gibt man anfangs 20, dann 30 Tropfen dreimal täglich; mehr wie 90 Tropfen im Tag ist nicht rathsam, weil man, namentlich bei empfindlichen Kranken, ohneweiters Nierenhyperämie, ja sogar Nierenblutung bekommen kann, abgesehen davon, dass der erwähnte Magen-Darmcatarrh häufiger danach eintritt. Die Form der Darreichung des Copaivabalsams betreffend, so ist die in Gelatincapseln sehr verbreitet und beliebt, und da die gewöhnlichen Capseln mit 10 Tropfen schon etwas gross und meist auch in Folge grossen Vorrathes sehr alt sind, so ist es besser, zu verschreiben: Balsam. Copaiv. pur. rec. 15 grm., Det. in caps. gelat., quar. quael. cont. gtt. V; S. täglich dreimal vier Capseln zu nehmen. Indess wurde schon wiederholt die Beobachtung gemacht, dass die Mehrzahl der Capseln ganz unverdaut abgeht, dass ferner die Capseln nicht besser ertragen werden, wie die nunmehr zu erwähnenden Anwendungsweisen, und dass endlich die Gelatincapseln sehr theuer sind. Recht zweckmässig ist nun eine Verbindung von Cubeben mit Copaiva, indem die Cubeben die Verdauung des Copaiva etwas erleichtern und selbst zur Milderung des Trippers beitragen. Ich verordne daher gewöhnlich: Bals. Copaiv., Magnes. ust, aa 4 grm., Cubeb. rec. tus. q. s. (i. e. 12 grm.) ut f. pil. Nr. 60. Consp. Det. ad scat. S. dreimal täglich vier Stück. Damit habe ich schon sehr gute Erfolge erzielt, und werden diese Pillen vortrefflich ertragen. Die Wirkung des Copaivabalsams ist, wenn sie eintritt, eine prompte. Schon nach zwei bis drei Tagen nimmt das Secret mehr die Beschaffenheit des Schleimes an, ist nicht mehr so ganz dickflüssiger Eiter, und am vierten bis fünften Tage ist eine eminente Abnahme bemerkbar; bleibt diese bis zu der eben angegebenen Zeit aus, so thut man besser, entweder ein anderes inneres Mittel zu wählen, oder man schreitet viel zweckmässiger zur örtlichen Behandlung, zur Einspritzung. Man lässt den Copaivabalsam am besten eine Stunde vor dem Frühstück, Mittag- und Abendessen nehmen, und unmittelbar darauf des schlechten Geschmackes wegen etwas frische Brodrinde oder ein paar Pfefferminzzeltchen. Eine nicht schlecht schmeckende und in flüssiger Weise wohl am angenehmsten zu nehmende Form des Copaivabalsams ist endlich folgende Emulsion, welche ich ebenfalls häufig zu geben pflege: Balsam. Copaiv. 15·0, Gummi arab. 10·0, Aq. font. 70·0, Syr. sacch. 25·0, Ol. menth. pip. anglic.

gtt. III, M. f. l. a. emuls. Ds. Umgeschüttelt dreimal täglich zwei Kaffeelöffel. Indess habe ich auch danach, wie fast ausnahmslos auf den Gebrauch von Copaiva, mehr oder weniger heftige Diarrhöe eintreten sehen, die mich zum Aussetzen des Mittels zwang. Das zweite innerlich empfehlenswerthe Mittel sind die Cubeben, und zwar in Pulverform, denn das ätherische Extract ist weit weniger wirksam und trotzdem viel theurer. Die Cubeben, Cubebenpfeffer oder Cubebenkörner, Piper caudatum, sind die Frucht eines auf den ostindischen Inseln gedeihenden Baumes, der Cubeba officinalis; sie sind grünlich, meist langgestielt und von der Grösse des gewöhnlichen schwarzen Pfeffers. Die Cubeben enthalten einen scharfen harzigen Bestandtheil mit dem ätherischen Oel und haben einen scharfen brennenden Geschmack und Geruch, wenn man sie anbeisst; sie sind für sich allein ein vortreffliches Heilmittel, werden aber leider von den meisten Menschen schlecht ertragen. Die normale Dosis vom Cubebenpfeffer, der so oft als möglich frisch und nicht zu fein gestossen sein soll, weil sonst das ätherische Oel ausserordentlich rasch entweicht, dürfte auf 3—4 grmm. 2—3mal täglich festzusetzen sein, in einem Löffel Wasser oder besser in Oblaten genommen; etwa Cubeb. rec. tus. 4 grmm. Dent. tal. dos. Nr. sex. ad cart. cerat. S. Früh und Abends 1 Pulver. Namentlich in der Spitalpraxis ist der Cubebenpfeffer in Pulverform das zweckmässigste Präparat. Tritt in 4—5 Tagen keine bedeutsame Wirkung hervor, so ist die Fortsetzung unnütz. Niemeyer äussert sich folgendermassen:

„Will man Copaivabalsam und Cubeben anwenden, so verordne man grosse Dosen, und lasse dieselben nicht zu lange Zeit fortgebrauchen, d. h. nicht länger als 3—4 Tage, nachdem die Absonderung sistirt ist. Grosse Dosen werden verhältnissmässig besser ertragen, als der lang fortgesetzte Gebrauch kleiner Dosen, und letztere, selbst wochenlang fortgebraucht, führen nicht sicherer zum Ziele. Die Cubeben allein lassen sich sehr gut einnehmen, wenn man sie feingepulvert in Soda-Wasser einrührt; man kann im Tag vier bis fünf gehäufte Theelöffel reichen.“ Von diesen beiden Mitteln ist kurz nochmal in Erinnerung zu bringen: Wer Magen- oder Darmcatarrh hat oder leicht bekommt, der darf sie nicht nehmen; wer zwei Pillen nicht verträgt, verträgt drei noch weniger, und von einer Angewöhnung ist da keine Rede. Ferner muss man wohl in Betracht ziehen und namentlich in der Privatpraxis darauf Rücksicht nehmen, dass die Ausdünstungen aus dem Munde solcher, welche diese Mittel gebrauchen, so characteristisch sind, dass sie den Kranken verrathen; fast ebenso der Urin. — Bäder sind beim Tripper zu vermeiden: durch das warme Bad wird der Ausfluss entschieden befördert, selbst nachdem er schon ein paar Tage stille stand, und bei kalten Bädern ist eine Hoden-Entzündung zu befürchten. Schiesslich habe ich noch zu erwähnen, zwei neuere innere Mittel, die in der Prager Vierteljahrsschrift von 1866 aufgeführt sind, und worüber noch keine weiteren Beurtheilungen vorliegen. Das erste Mittel ist das aus dem Holz von Sirium myrtifolium durch

Destillation gewonnene Oel. Das Holz dieses Baumes selbst wird im gepulverten Zustande in seiner Heimat Ostindien in hochgradigen remittirenden Fiebern und mit Milch versetzt bei Blenorrhoe gegeben. Das Mittel ist nach dem englischen Arzt Henderson selbst in ansehnlichen Dosen vollkommen unschädlich. Er gab dreimal im Tag 1·20—2·40 grm. mit drei Theilen rectificirten Alcohols, und mit Oleum Cassiae oder Cinamomi, und beobachtete danach sehr häufig im ersten, zweiten, ja selbst im dritten Stadium des Leidens, zumal bei empfindlichen Kranken, die markirteste Suppression des Ausflusses innerhalb 48 Stunden. Das Mittel schmeckt gut und verursacht keine Magenbeschwerden. Die Wirkung ist jener der Copaiva und Cubeben mindestens gleich, häufiger aber vorzüglicher, wie sich Henderson während fünfjähriger Anwendung desselben überzeugte. — In neuester Zeit preist ein Pariser Apotheker, Bretonneau (Allgemeine Wiener medicinische Zeitung, 1872, Nr. 34 und 37.), seine „Kapseln mit gelber Sandelholz-Essenz“ an — auch das ätherische Oel des lignum Santali flav. wird empfohlen — als sehr wirksam gegen die Entzündungen des Urogenitalsystems überhaupt, speciell Schmerz und Ausfluss lindernd, acute wie chronische Tripper alsbald beseitigend. Dabei soll das Präparat niemals — selbst in der höchsten Dosis von acht grammes im Tag — Digestionsstörungen hervorrufen, soll angenehm riechen und schmecken, und den Körper nicht mit einem specifischen Geruche imprägniren — nur den Harn, der durch den Gebrauch dieser Kapseln angeblich rasch wieder klar wird und nicht so leicht die ammoniacalische Zersetzung eingeht. — Das zweite Mittel ist der Gurjun- oder Gurgina-Balsam, das Product eines andern indischen Baumes, des Diptero carpus turbinatus. Es ist dunkelroth, von der Substanz des Olivenöls und hat keinen besonders intensiven Geruch. Nach Pouina wird es häufig zur Verfälschung des Copaivabalsams benützt. Henderson wendet es seit mehreren Jahren und zwar in solchen Fällen mit Erfolg an, in denen Copaiva lange und fruchtlos gegeben wurde. In allen Fällen trat noch innerhalb einer Woche ein günstiger Erfolg ein, ohne die mindesten Beschwerden. Henderson gab es in der Dosis eines Theelöffels, 2—3mal täglich, unvermischt.

Complicationen nebst Behandlung.

1. Phimosis und Paraphimosis. — Phimose ist derjenige Zustand der Vorhaut, bei welchem dieselbe gar nicht oder nur sehr schwer über die Eichel zurückgebracht werden kann. Ist dagegen die mehr oder weniger verengte Vorhaut hinter die Eichel zurückgezogen und bildet daselbst eine Einschnürung, so haben wir die Paraphimose, den sogenannten spanischen Kragen. Die Phimosis ist entweder angeboren oder erworben, und im kindlichen Alter in der Regel vorhanden. Der Reinlichkeit halber haben die Orientalen und schon Moses die Beschneidung eingeführt. Es sammelt sich nämlich hier das Smegma der Vorhaut an, d. i. die weisse, fetthaltige, abgeschilferte Epidermisschicht von der Eichel und dem innern Vor-

hautblatt, das sich späterhin zersetzt, eine Fettsäure bildet, daher der käseartige Geruch, und das so nicht selten Anlass wird zu dem nachher zu besprechenden Eicheltripper. In anderen Fällen verhärtet das angesammelte Smegma und bildet die sogenannten Präputialsteine. Aber auch für vollständige Ausübung des Coitus ist die Phimosis hinderlich, indem die Ejaculation des Samens nicht in gehöriger Weise vor sich gehen kann; und ferner entstehen nicht selten an der Mündung der engen Vorhaut schmerzhafte Einrisse, die dann wiederum eine etwaige Infection erleichtern. Die Phimosis wird erworben durch Schanker der innern Vorhaut, der von Entzündung in der Umgebung begleitet ist, durch ausgebreitete syphilitische Indurationen, und speciell beim Tripper durch Uebergreifen desselben auf die Eichel und dadurch hervorgerufene ödematöse Schwellung der Vorhaut. Die Behandlung ist eine operative. Man geht mit dem stumpfen Blatt der Scheere zwischen Vorhaut und Eichel ein, spaltet die Vorhaut bis zur Eichelfurche und geht nun längs des Sulcus um die Eichel herum. Spritzende Gefässe werden torquirt oder unterbunden. Nun werden die Wundränder sorgfältig, so dass Schleimhaut auf Schleimhaut trifft, genäht, und die Nachbehandlung besteht in kalten Umschlägen und hoher Lagerung. Bei der Paraphimose unterscheidet man zweierlei Arten: die eine, wo das innere Blatt nicht umgeschlagen ist, sondern nur zurückgeschoben, und wo der Rand der Vorhaut an den Rand der Eichel eingeklappt ist; die andere öftere, wo das innere Blatt der Vorhaut zum äusseren wird und so hinter der Eichel bleibt. Bekanntlich ist das innere Blatt der Vorhaut weniger nachgiebig und kürzer als das äussere weitere und elastischere. Besteht die Paraphimosis nicht lange, ist die Eichel nicht sehr geschwellt, so gelingt sehr häufig die Reposition. Die erste und einfachste Manipulation hiezu ist, dass man die eine Hand ringsherum legt um das Glied, einen Ring bildet, und mit sämmtlichen Fingern der andern Hand die Eichel hineinzuschieben versucht. Eine andere sichere und schonendere Methode ist, dass man die beiden Daumen auf die etwas zusammengedrückte Eichel legt und nun die Vorhaut vorzubringen sucht. Ein Tripper ist gewöhnlich die erste Veranlassung zur Paraphimose. Man darf sich auch bei bedeutender Schwellung und seröser Infiltration nie die Mühe reuen lassen, die Paraphimose zu beseitigen, man muss durch constant fortgesetzten Druck auf die Eichel dieselbe so zu verkleinern suchen, dass man sie hinter die Vorhaut zurückschieben kann, was in zwei bis vier Tagen meist gelingt, und es ist dies oft von grosser Bedeutung für den Kranken. Denn während bei der Incision der Paraphimose, wo man die einschnürende Vorhaut am Rücken des Penis einschneidet, die Heilung sehr lange dauert, so ist bei manueller Hebung derselben, auch wenn es stark schmerzt, viel gewonnen an Kürze der Zeit für die Heilung; man lässt dann noch einige Tage kalte Umschläge machen.

2. Balanoblennorhoe, balanitis, balanoposthitis (von balanus s. caput penis, und von

ποσθη s. praeputium), balano-praeputiitis, Eicheltripper oder Eichelvorhauttripper. Wie der Name sagt, ist der Sitz dieser Entzündung die Schleimhaut der Eichel und das innere Blatt der Vorhaut; diese zeigen sich lebhaft geröthet, geschwellt, späterhin verwandelt sich das anfangs vorhandene starke Jucken in Schmerz, und es gesellt sich dazu an der Berührungsfläche beider eine zuerst dünne seröse, später dickliche eiterige Exsudation. Dadurch wird das vorhandene Smegma zersetzt, entstehen Fettsäuren, und daher kommt der höchst widerliche käsige Geruch. Selten und nur bei grosser Vernachlässigung und Unreinlichkeit entstehen Erosionen, Excoriationen, Geschwüre. Auch kann dann die Vorhaut so anschwellen, dass Phimose entsteht. Der eigentliche ansteckungsfähige Eicheltripper entsteht nur durch das Trippercontagium und kommt daher nur bei Urethralblennorrhoe vor. Die einfache catarrhalische Entzündung entsteht zuweilen durch Coitus mit menstruirenden Frauen; die häufigste Ursache derselben aber ist Zersetzung des angesammelten Smegma, daher namentlich bei unreinlichen Leuten und zumal in heisser Jahreszeit. Das erste Erforderniss zur Heilung ist Reinlichhaltung, drei- bis sechsmal im Tag das Glied in lauem oder kalten, mit oder ohne Medicament, respective adstringirenden Flüssigkeiten versetzten Wasser baden. Um den Contact der beiden Schleimhautflächen und dadurch entstehende allenfallsige Erosionen zu verhüten, thut man gut, dazwischen Charpie oder Watte einzulegen, die man mit einer schwachen Zink- oder Alaunlösung oder Goulard'schem Wasser durchfeuchten kann. In anderen Fällen werden Waschungen mit Goulard'schem Wasser, aromatischem Wein oder Chlorwasser gemacht, oder wird nach Ricord mit dem Lapisstift geätzt, was ich jedoch nicht gerade empfehlen kann, wegen der oft sehr stark darauffolgenden entzündlichen Reaction. Bei heftiger Entzündung sind nach den Franzosen Belhomme und Martin (Traité de Path. syph. et véner. Paris 1864) Bäder aus Eibischdecoct, Kleienwasser, Eibischthee mit Opiumtinctur anzuwenden. Bei vorhandener Phimose müssen nach ihnen Einspritzungen von den genannten Flüssigkeiten in den Präputialsack. bei sehr heftiger Entzündung und drohender Gangrän Einschnitte oder selbst die Circumcision gemacht werden. Professor Petters in Prag reicht seiner in der Prager Vierteljahresschrift von 1865 gemachten Aussage zufolge bei der Behandlung der Balanitis in der Regel mit blossen Waschungen von kaltem Wasser aus, und wendet bei bestehender entzündlicher Phimose neben Ausspritzungen mit kaltem Wasser eiskalte Ueberschläge mit bestem Erfolg an.

3. Epididymitis, Nebenhodenentzündung. Die häufigste Complication der Urethralblenorrhoe ist die Epididymitis, entstehend durch die Fortpflanzung des entzündlichen Processes auf den ductus ejaculatorius, den Canal des Nebenhodens, das Samenbläschen und das vas deferens, welches den wesentlichen Bestandtheil des Nebenhodens bildet als vas epididymidis. Da nun der Canal des Nebenhodens mit den Samencanälchen, welche ja die Drüsensubstanz

des Hodens bilden, durch die Vasa efferentia zusammenhängt, so erklärt sich daraus die etwaige Mitbetheiligung des Hodens, die orchitis. Nach Sigmund darf man annehmen, dass 14—15 % Tripperkranker von Epididymitis befallen werden, und ferner, dass von 100 Nebenhodenentzündungen 72 auf die linke, 28 auf die rechte Seite kommen. Vielleicht hängt das mit dem häufigeren Tragen der Geschlechtstheile auf der linken Seite zusammen. Mit diesen Beobachtungen stimmen so ziemlich die meinigen; nach meinen Aufzeichnungen werden etwa 14 % Tripperkranker von Epididymitis befallen, und treffen davon 66, also nahezu zwei Drittel, auf den linken, 34 auf den rechten Nebenhoden. Die acute Epididymitis tritt ferner in den ersten 14 Tagen des Trippers sehr selten auf, so dass eine zweckmässige Behandlung des Trippers während dieser Zeit einer Epididymitis möglicherweise vorbeugen kann. Ich habe als Durchschnittstermin ihres Auftretens die dritte Woche gefunden. Es fällt demnach die epididymitis blennorrhoica zusammen mit der Fortpflanzung des Trippers auf die hinteren Partien der Harnröhre, von wo aus er dann weiter Samenbläschen und vas deferens in das Bereich der Entzündung zieht. Auch in den Fällen, wo die Epididymitis ganz im Beginne der Blenorrhoe, noch ehe letztere vollständig ausgebildet ist, ebenso wie in den entgegengesetzten, gleichfalls seltenen Fällen, wo sie nach nahezu geheilter Blenorrhoe auftritt, ist im Ergriffensein des prostatischen Theils der Harnröhre und der Weiterverpflanzung von da aus die Ursache zu suchen.

Eine Epididymitis kann auch entstehen durch Einführen von Instrumenten in die Blase, behufs Entdeckung von Blasensteinen, oder bei Blasencatarrh, wo Einspritzungen gemacht werden. Endlich ist nicht zu verkennen, dass Dyscrasieen, Anämie, Scrophulose, Tuberculose mehr zu Epididymitis disponiren. Die ersten Symptome der Epididymitis sind Schmerz im erkrankten Hoden, anfangs mässiger, später heftiger, gegen die Lenden ausstrahlender Schmerz, der sich noch steigert durch Berührung und beim Gehen, wo eine Zerrung stattfindet, der abnimmt, wenn der Hode nicht hängen gelassen wird. Ausserdem geben viele Kranke an, sie hätten das Gefühl gehabt, als wäre ein heisser Tropfen in den Hodensack gefallen und sei ihnen alsbald danach der ergriffene Hoden bedeutend schwerer vorgekommen. Der Kranke sucht selbst den Hoden immer so zu lagern, dass er nicht gerieben und nicht gequetscht wird. Meistens wird auch der Gesammtorganismus mehr oder weniger alterirt: Fieber, Uebelkeit, Kopfschmerz, Schwindel, Erbrechen stellt sich ein. Nicht selten werden die Kranken beim Beginne der Epididymitis in ihrer Nachtruhe durch häufige Erectionen gestört; und eine andere vorausgehende Erscheinung ist die Stuhlverstopfung. Im weiteren Verlaufe wird nun der erkrankte Nebenhoden grösser, bis Hühnerei gross, fester, praller und noch empfindlicher. Die Empfindlichkeit theilt sich jetzt auch dem Hoden mit, durch Uebergreifen der Entzündung; derselbe stellt eine pralle, faustgrosse Geschwulst dar und in seine fibröse Umhüllung, in die tunica vaginalis propria, findet eine seröse Exsudation statt, — es entsteht eine Hydrocele. Der ganze Hodensack schwillt ödematos an, seine normalen Falten oder Runzeln verschwinden, und er bekommt ein geröthetes und durch die Spannung glänzendes Aussehen. Wird nun schliesslich noch das vas deferens ergriffen, was sich subjectiv durch einen ziehenden spannenden Schmerz längs des bei Druck sehr empfindlichen Samenstranges verräth, so fühlt man einen harten, rundlichen, federkieldicken Strang vom Nebenhoden durch den Leistencanal in die Bauchhöhle sich fortsetzen, und es bleibt manchmal, insbesondere an der Uebergangsstelle der Epididymitis in das vas deferens, eine erbsen- oder bohnengrosse Schwellung lebenslang bestehen. Die Betastung des entzündeten Hodens, respective Nebenhodens, lässt deutlich einen oberen, vorderen, kleineren, weniger harten, rundlichen Theil, den eigentlichen Hoden, der durch eine ringförmige Furche von dem hintern, mehr länglichen und harten Nebenhoden abgegrenzt ist, unterscheiden. Während nun diese Veränderungen am Nebenhoden vor sich gehen, fällt noch ein Symptom besonders auf, das ist die Reducirung und in einzelnen Fällen selbst Sistirung des blenorrhoischen Ausflusses, und darauf wollte man wesentlich die Annahme einer sogenannten Trippermetastase basiren, die namentlich im französischen Publicum Eingang gefunden. Dagegen bemerkt nun Reder mit Recht Folgendes: „Abgesehen, dass wir nicht im Stande sind, uns vorzustellen, auf welche Weise der Krankheitsstoff sprungweise auf ein anderes Organ übertragen werden kann, widerspricht dieser

Anschauungsweise auch die einfache Beobachtung, dass die Entzündung des Nebenhodens früher entsteht, als der Ausfluss schwindet. Die Abhängigkeit der wechselnden Intensität zwischen Tripperausfluss und Nebenhodenentzündung scheint richtiger, wenigstens durch häufige Analogieen gestüzt, so aufgefasst werden zu können, dass heftige Entzündung eines Organes den gleichen Process einer benachbarten, oder mit dem ersten in Consensus stehenden zu mindern im Stande sei." Nach Castelnau verringert sich der Tripper nach Entwicklung der Nebenhoden-Entzündung bei etwa 90 %, und hört bei 4 % der Betroffenen ganz auf. Ich habe Fälle beobachtet, wo nach zweiwöchentlicher Pause und noch länger der Tripper bei nahezu geheilter Epididymitis wieder zu fliessen begann. Die Erscheinungen der Epididymitis vermindern sich mit dem sechsten bis achten Tage, die Geschwulst nimmt ab, auch das Exsudat in der Scheidenhaut des Hodens wird grossentheils resorbirt, die Schmerzen lassen nach, das Oedem des Hodensackes verschwindet, und seine Haut bekommt wieder die normale Färbung und Runzelung. Die verkleinerte Geschwulst des Nebenhodens bleibt aber noch längere Zeit stationär, und eine geringe Verhärtung des Nebenhodens, ohne Beeinträchtigung der Function, bleibt wohl in der Regel das ganze Leben zurück. In einzelnen Fällen recidivirt die Epididymitis, und in ganz seltenen Fällen erfolgt Vereiterung, Abscedirung in dem untern Theile des Hodensackes, welche jedoch nach dem Durchbruch meist rasch heilt. Selten ist endlich der Ausgang der Epididymitis in tuberkulöse Degeneration, welche überhaupt nur dann erfolgt, wenn schon anderweitig Tuberkulose, vor Allem der Lunge, vorhanden. Die Epididymitis ist ganz in der Regel einseitig, und selbst wenn beide Nebenhoden ergriffen werden, ist doch im ersten der Process schon weiter vorgeschritten, und erreicht derselbe im zweiten nicht mehr dieselbe Höhe. Die Dauer der Epididymitis wird gewöhnlich auf zwei bis drei Wochen angegeben; doch ist zu bemerken, dass sich während dieser Zeit allerdings der grössere Theil des Exsudates zurückbildet, aber ein anderer Theil bleibt liegen, und es braucht nicht zwei bis drei, sondern vier bis sechs Wochen, bis der Kranke ungestraft seiner gewohnten Beschäftigung wieder nachgehen kann.

Zur Verhütung einer Epididymitis, prophylactisch, empfiehlt sich das Tragen eines Suspensorium, welches genau passen und hoch angelegt werden muss, damit es den Hoden wirklich trägt, und zwar schon von Beginn des Trippers an. Stellen sich die Zeichen der Epididymitis ein, so soll sich der Kranke in's Bett legen, der Hode soll dabei über den Schenkeln zu liegen kommen, wesshalb man ein Tuch über die Schenkel breitet, um ihn so darauf zu lagern, dass er keine Zerrung am Samenstrang verursacht, und bei Nacht führt man ein breites Heftpflaster um den Hoden und befestigt es auf der Bauchoberfläche. Das Fieber erfordert körperliche und geistige Ruhe und kühlende Diät. Die Stuhlverstopfung wird am besten durch Klystiere gehoben. Oertlich sind gegen die Entzündung kalte, wo möglich in Eiswasser getauchte

Compressen anzuwenden. Wird die Kälte, was indess sehr selten der Fall ist, nicht ertragen, so macht man keine umständlichen viel besudelnden und wenig nützenden Cataplasmen, sondern man taucht eine Compresse in mässig kaltes Wasser, windet sie aus, legt sie um den Hoden, und umgibt sie mit Guttapercha-Papier; dadurch entsteht dann eine dem Kranken gewöhnlich recht wohlthuende Verdunstung. Heftige Schmerzen werden durch sechs bis zehn in die Leistengegend der betreffenden Seite applicirte Blutegel gelindert. Nach drei bis vier Tagen schon verschwinden in der Regel die entzündlichen Erscheinungen, und es handelt sich nun darum, für die Resorption des zurückgebliebenen Exsudates zu sorgen. Das ist nun sehr schwer. Die so vielfach empfohlenen und fast allgemein angewendeten Jodeinreibungen leisten so viel wie nichts. Die Jodwirkung, sei es Jodtinctur, Jod-Galläpfeltinctur, Jodglycerin, Jodsalbe, Jod-Jodkalisalbe, ist eine rein illusorische. Mitunter wird die nach Aufhören der entzündlichen Erscheinungen noch vorhandene Schwellung des Nebenhodens wie des Hodens beseitigt durch den sogenannten Fricke'schen Verband, d. i. eine gleichmässige Compression des Hodens mittelst Umwicklung von Heftpflasterstreifen, welche aber niemals im acuten Stadium, wo sie äusserst schmerzhaft und selbst gefahrvoll ist, gemacht werden darf. Ueberhaupt ist seine Wirkung vielfach überschätzt worden. Der Verband soll ein paar Tage bleiben, und kann nochmal wiederholt werden. Der Hodensack muss vorher seiner Haare beraubt werden, da die Abnahme sonst äusserst schmerzhaft ist. Verursacht die acute Hydrocele durch eine beträchtliche Menge von Flüssigkeit sehr starke Spannung und Schmerzhaftigkeit, so kann man grosse Erleichterung verschaffen durch Punktion der Scheidehaut. — Innerlich kann man das Jodkali (Kali. jodat. 5·0 auf Aqu. dest. 200·0 zweistündlich zwei Esslöffel) zur Beförderung der Resorption geben, doch ist sein Erfolg zweifelhaft.

4. Prostatitis, Entzündung der Vorsteherdrüse. Auch sie beginnt erst in der zweiten bis dritten, selbst vierten Woche des Trippers, wo sich also derselbe schon auf die hinteren Partieen der Harnröhre, die pars prostatica, den Blasenhals, ausgebreitet hat, und ist sonach gleichfalls als eine Fortpflanzung des Trippers anzusehen. Die Prostata (von προ vor, und ιστημι stehen) oder Vorsteherdrüse ist ein kastanienförmiger Körper, der den Ausgang der Blase und den Anfang der Harnröhre umgibt. Der Name Prostata bezieht sich darauf, dass der fragliche Theil bei der Rückenlage des Körpers vorderhalb der Blase und der Samenbläschen gelegen ist, oder über diesen steht. In der aufrechten Stellung liegt die Prostata beim Erwachsenen gleich unter und hinter dem unteren Rande der Schamfuge oder unter der Höhe des Schambogens; sie ist aber schief nach unten und vorn gerichtet, die Spitze also nach unten befindlich, und die Vorderfläche der Schamfuge, die Hinterfläche dem Mastdarm zugekehrt (Thompson). Die Grenze der normalen Prostata zu bestimmen, ist sehr schwer; ihr durchschnittliches Gewicht beträgt nach Thompson

18 Grmm.; um jedoch als wirklich hypertrophisch zu gelten, muss sie 24 Grmm. überschreiten, denn die individuellen Schwankungen sind hier sehr gross. Ist nun auch die Entzündung der Prostata keine sehr häufige Complication des Trippers, so möchte doch die Hyperämie derselben eine nahezu ständige Begleiterin von ihm sein. Die ersten Symptome der acuten Prostatitis sind heftige, klopfende, mitunter durchfahrende Schmerzen am Perineum in der Umgebung der Prostata, Schmerzen, die durch Druck und beim Stuhlgange noch gesteigert werden. Von vielen Kranken werden diese Schmerzen auch als wurmförmig weiterkriechend, nach rückwärts gegen den After zu sich hinziehend, verbunden mit meist ziemlich starkem Kitzelgefühl, geschildert, so dass manche meinen, sie hätten wirklich Würmer. Die geschwellte Prostata drückt auf die Harnröhre, das Uriniren ist dadurch erschwert, am meisten beim Drängen, am leichtesten noch geht es bei ruhigem Liegen, es fliessen gleichwohl nur einige Tropfen ab, und selbst Blasencatarrh und Fiebererscheinungen gesellen sich zuweilen hinzu. Der ganze Damm hat eine erhöhte Temperatur und klagen die Kranken über ein Drücken und Ziehen in dieser Gegend, und besonders über die äusserst lästige Hitze. Ein weiteres fast constantes Symptom ist, dass die Kranken nie ordentlich auspissen können, sondern dass nach vermeintlich beendetem Geschäfte stets eine bald kaum, bald ziemlich merkliche Menge Urin bei schon in die Hose zurückgebrachtem Gliede noch nachträufelt. Ferner ist häufiger schmerzhafter lästiger Drang zum Uriniren und

zur Defäcation vorhanden, und ist beides, namentlich das Ende des Pissens, mit Unbehagen oder Schmerz verbunden. Ferner kann der Kranke nicht augenblicklich pissen, sondern muss ein paar Secunden warten. Neben diesen entzündlichen Erscheinungen wird die Diagnose gesichert durch Einführung des Katheters in die Harnblase, wobei derselbe in der Gegend des prostatischen Theiles der Harnröhre Schmerz erzeugt und von seiner Richtung mehr oder weniger abweicht, welche Untersuchung jedoch wegen des dadurch ausgeübten Reizes und Schmerzes im ersten Stadium nicht zu empfehlen; und dann aber namentlich durch Einführung des beölten Fingers in den Mastdarm, wo man eine deutliche, rundliche, umschriebene, bald rechts-, bald linksseitige, bald auf beiden Seiten durch die Mastdarmschleimhaut durchfühlbare Geschwulst entdeckt — die geschwellten Prostatalappen. Selten tritt vollständige Harnretention ein, welche dann eine mehrmalige Katheterisirung den Tag über erfordert. Der Urin endlich enthält immer baumwollartige Schleimfäden, die zu Boden fallen, ist gewöhnlich wegen Uebergreifens dieses Leidens auf die Blasenschleimhaut trübe, und hinterlässt dann, nach längerem Stehen, einen weisslichen, klebrigen zähen Bodensatz. Die hochgradigen, entzündlichen und fieberhaften Erscheinungen schwinden mit dem achten bis zehnten Tage, und der gewöhnliche Ausgang ist Zertheilung, bis zu deren völligem Eintritt immerhin mehrere Wochen verfliessen. Leider bleibt aber auch mitunter, meist in Folge von Excessen irgend welcher Art, in baccho oder in venere, sowie von starkem Reiten, eine hartnäckige chronische Entzündung bestehen, häufiger ohne als mit Hypertrophirung der Prostata, entgegen der gewöhnlichen Annahme. Thompson (Erkennung und Behandlung der Prostatakrankheiten; Erlangen 1867) äussert sich hierüber folgendermassen. „Eine einfache chronische Prostatitis mit Vergrösserung des Organes wird in der Praxis vielfach für eine Hypertrophie gehalten. Zur Unterscheidung dienen folgende Momente. Mit der chronischen Entzündung braucht nicht nothwendig eine Vergrösserung der Prostata einherzugehen, ja diese Vergrösserung gehört sogar im Ganzen zu den Ausnahmen; dabei kommt die entzündliche Vergrösserung fast immer bei Individuen im jugendlichen oder mittleren Lebensalter vor. Hypertrophie dagegen erscheint niemals vor dem 50. Jahre und ruft nicht leicht vor dem 60. Jahre besondere Symptome hervor. Der entzündlichen Vergrösserung ist fast immer eine Blenorrhoe vorausgegangen, oder es besteht dieselbe auch noch, nämlich ein eiterartiger Ausfluss, Flocken im Harne, Schmerzen während und nach der Harnentleerung, und dabei ist meistens das Gesammtbefinden ein wenig gestört, was bei der Hypertrophie in den früheren Stadien nicht vorzukommen pflegt. Die entzündliche Vergrösserung endlich ist durch pathologische Ergüsse von Lymphe, Eiter u. s. w. ins Innere der Drüse bedingt, die Hypertrophie dagegen beruht auf Hyperplasie der normalen Drüsenelemente.“ Selten kommt es zur Vereiterung, wo dann das Fieber sich zu bedeutender Höhe, mit abendlichen Exacerbationen, steigert, bei der Untersuchung durch den Mastdarm, wenn die Abscedirung dahin erfolgt, Fluktuation erkennbar ist, und der Durchbruch in der Regel spontan, seltener nach dem Mastdarm als nach der Blase zu stattfindet, so dass entweder der Koth oder der Urin anfangs stark mit Eiter gemischt ist. Unmittelbar danach tritt nun Erleichterung ein; aber sobald Urin in die Abscesshöhle gelangt, stellt sich heftiges Brennen ein, und es kann selbst zu Urininfiltration mit Gangrän kommen — dies jedoch äusserst selten, weil die vom Urin berührten Theile scharf abgegrenzt und durch Exsudation verdickt sind; oder es können sich neue Zellgewebsabscesse, sowie Harnfisteln nach dem Rectum oder Perineum entwickeln. Die Vereiterung der Prostata kann somit ausnahmsweise lebensgefährlich werden.

Die Behandlung der Prostata im acuten, entzündlichen Stadium besteht zunächst in Aussetzung der gegen den Tripper angewendeten Mittel, sodann in localer Blutentziehung, zehn Blutegel an den Damm, um die geschwellte Prostata zu verkleinern, dadurch das Uriniren zu erleichtern, den Schmerz zu verringern, die Hitze am Damm zu mindern. Dann bekommt der Kranke fortwährend kalte Ueberschläge auf den Damm, abwechselnd mit kühlen Sitzbädern, wo er nur fünf bis höchstens zehn Minuten verweilen darf. Selbstverständlich muss er ruhig im Bette liegen bleiben. Dabei bedarf er anfangs mässig kühlender Diät, hie und da vielleicht eines Abführmittels, denn stets ist für gehörigen Stuhlgang zu sorgen, später mehr kräftiger Nahrung.

Was die eigentlich chronische Prostatitis betrifft,

so hat der Badearzt Kraus zu Teplitz hierüber einen guten Aufsatz veröffentlicht, dem ich aus der Wiener medicinischen Wochenschrift 1867, Nr. 46, wesentlich Folgendes entnehme. Der Kranke hat am Tage einen häufigeren Drang zum Uriniren, wobei der erste Tropfen immer schleimig ist, der Harnstrahl ist manchmal getheilt, endet langsam tröpfelnd, hie und da schmerzhaft; solch ein Kranker befindet sich in den ersten Morgenstunden am schlimmsten, sowie jeder unvorbereitete Uebergang aus der Wärme in die Kälte eine Verschlimmerung hervorruft. In der Dammgegend und am After fühlt der Kranke bald vorübergehend, bald anhaltend, dumpfe oder stechende Schmerzen, die fast immer bei körperlichen Bewegungen zunehmen; oder ein unangenehmes lästiges Kitzelgefühl gegen den After zu, verbunden mit erhöhter Wärme am Damm. Am meisten Aehnlichkeit hat dieser Zustand mit der Strictur, da der anfangs getheilte, dann immer dünner werdende Harnstrahl, die längere Dauer des Urinirens, die Schleimfäden im Urin, ein Brennen in der Urethra, sowie das Tröpfeln, beiden Leiden gemeinschaftlich ist. Die chronische Prostatitis geht selten in Eiterung über, sondern bessert sich bald durch Ruhe im Bett, warme Umschläge auf das Perineum, angemessene Diät. Ich empfehle feuchte Compressen auf den Damm und darüber Guttapercha, nur alle paar Stunden gewechselt und mit einer Rollbinde festgehalten. Speciell nun sind bei der chronischen Prostatitis nach Kraus noch folgende Massregeln zu beobachten. Der Kranke soll sich am Morgen vorsichtig ankleiden, das Zimmer muss warm sein, 20° C., und er soll auf das Perineum ein zusammengefaltetes Flanellstück legen, das durch ein um den Unterleib geführtes Band befestigt ist. Kann er nicht zu Bett liegen, so soll er zur Erleichterung ein entsprechend grosses Stück Heftpflaster auf das Perineum legen. Die Entleerung der Fäcalmasse soll nur am Leib- oder Nachtstuhl geschehen. Sehr gut sind warme Vollbäder, von 35° C., und zwar, wenn nur und sobald als möglich, warme Mineralbäder, wozu sich besonders eignen die von Teplitz in Böhmen, oder ihnen chemisch gleiche, indifferente Thermen, wie Wildbad in Württemberg, Gastein im österreichischen Salzkammergut, Pfäfers und Ragatz in der Schweiz, Plombières im östlichen Frankreich, Departement der Vogesen. Ihr Einfluss ist ausserordentlich wohlthuend, sie reguliren die Thätigkeit der Blase und Prostata, sie beruhigen die gereizten Nerven und bethätigen die Resorption des geringen Exsudates. Der Kranke bade ziemlich lange halbliegend, lasse gegen das Ende der Badezeit das Wasser kühler werden, trockne sich rasch und vorsichtig ab. Ist es unmöglich, den Kranken in ein Mineralbad zu schicken, so lasse man ihn Wannenbäder gebrauchen. Bezüglich der Diät soll der Kranke reizende Speisen und Getränke vermeiden, indess ihm gutes Bier zu empfehlen ist. Wie schädlich einem solchen Kranken langes Sitzen ist, davon kann man sich dadurch überzeugen, dass sein am Tage und bis zum Schlafengehen gelassener Urin immer Schleimfäden enthält, während der erste am Morgen gelassene Urin oft auch nicht eine Spur enthält. Der Müssiggang ist streng zu verbieten und der Kranke angemessen zu beschäftigen, denn bei der ohnehin schon etwas vorhandenen Verstimmung bildet sich leicht ein Zustand von tiefer Melancholie aus, der selbst zu Selbstmordgedanken Anlass gibt. Wegen der gewöhnlichen Mitaffection der Ausführungsgänge der Samenbläschen treten öfters sowohl während als nach dem Coitus Schmerzen auf, die den Kranken von öfterer Ausübung abhalten. Auch Pollutionen sind von unangenehmem Gefühle begleitet. Ferner möge der Kranke nicht jedem Drang zum Uriniren nachgeben, sondern wo möglich die Zeiträume grösser werden lassen. Später wird die Cur noch unterstützt durch Dampfbäder mit Douche, dann Seebäder. Ueberhaupt wirkt verhältnissmässig noch am besten resorptionsbefördernd bei allen chronisch hypertrophirten Drüsen die aufsteigende kalte Douche, täglich zwei bis drei Mal, je 5 Minuten lang, mehrere Wochen, selbst Monate hindurch angewendet. Endlich ist zu rathen, keine bestimmte Zeit der Heilung vorauszusagen, sie braucht viel Geduld, viel Zeit, viel Vertrauen.

5. Entzündung der Cowper'schen Drüsen. Die Cowper'schen Drüsen sind rund, erbsengross, weisslich, theils gelappt, theils maulbeerförmig, und äusserlich von Bindegewebe umhüllt. Sie liegen mit der pars membranacea urethrae im ligamentum triangulare urethrae, und zwar zunächst dem hinteren Rande desselben, zwischen den Schichten des musculus transversus perinei profundus, jederseits eine. Die Entzündung der Cowper'schen

Drüsen erfolgt erst im spätern Stadium des Trippers, durch Uebergreifen desselben auf ihre schräg die Harnröhrenschleimhaut durchbohrenden Ausführungsgänge; doch ist diese Affection immerhin selten. Sie charakterisirt sich durch lebhaften heftigen Schmerz am Perineum, der sich namentlich durch Bewegung, speciell beim Gehen steigert. Bei der Untersuchung treffen wir seitlich von der Raphe auf eine harte, haselnussgrosse, schmerzliche Geschwulst, und diese geht entweder in Eiterung über oder zertheilt sich. Auch das umgebende Zellgewebe und submucöse Gewebe kann sich an der Entzündung betheiligen und ebenfalls vereitern, wo dann keine so umschriebene Geschwulst mehr zu fühlen, sondern eine grössere schmerzhafte Fluctuation längs des Perineum. Nun wird auch die äussere Haut des Perineum entzündlich gespannt und geröthet, und es erfolgt Durchbruch des Abscesses nach Aussen, wodurch die Schmerzen aufhören und bald Heilung eintritt, nur bleibt längere Zeit noch ein harter Knoten zurück. Zur Beschleunigung der Abscedirung kann man feuchtwarme Umschläge auflegen, und bei deutlicher Fluctuation einen Einstich machen.

6. Entzündung der Blase, cystitis. Die blennorrhoische Blasenentzündung, cystitis blennorrhoica, ist ganz in der Regel nur auf den sogenannten Blasenhals, d. i. den untern und vordern Theil der Harnblase, wo diese in die Harnröhre übergeht, beschränkt. Einen Hals im eigentlichen Sinne des Wortes, wie man sich z. B. einen Flaschenhals vor-

stellt, dass vom hinteren voluminöseren Theil eine allmälige Verjüngung nach vorne stattfindet, gibt es bei der Harnblase nicht. Die Gegend also, der Mündung der Harnblase in die Harnröhre ist der gewöhnliche, weitaus häufigste Sitz der durch Fortpflanzung des Trippers auf den prostatischen Theil, mithin stets in dessen späteren Stadien entstehenden Blasenentzündung. Nur ausnahmsweise kann auch die ganze Harnblase ergriffen werden, aus dieser partiellen gewissermassen eine totale Blasenentzündung hervorgehen. Im Allgemeinen hat die Blase bei Kindern eine mehr wurstförmige, bei Erwachsenen eine mehr eiförmige, und bei Weibern speciell eine mehr kugelförmige Gestalt. Im kindlichen und jugendlichen, namentlich im ersten Lebensalter, steht die Harnblase wegen der Enge des kleinen Beckens höher und ist bei normaler Füllung schon über der Schambeinfuge zu fühlen, während im spätern Alter dies nicht mehr der Fall. Die Harnblase des Erwachsenen fasst durchschnittlich ein bis zwei Pfund, kann aber auch viel mehr enthalten, wie es namentlich bei längerer Harnretention vorkommt, wo sie das Doppelte und Dreifache einschliesst. Die äussere Muskelhaut der Blase ist mit dem Bauchfell, von dem sie nur an ihrer hintern Fläche überzogen wird, locker verbunden; die innere dicke Schleimhaut ist blass, faltig, und mit Follikeln oder Schleimbälgen versehen. Diese Follikel sowie die Gefässe, namentlich die venösen, sind am reichlichsten in der Gegend des Blasenhalses — daher dessen grosse Empfindlichkeit — vorhanden. Der Sitz der Blasen-

Entzündung ist immer zunächst die Schleimhaut, erst später wird auch die Muskelhaut ergriffen. Der Beginn der Blasenentzündung verräth sich durch einen trüben, wie staubig aussehenden, stark sedimentösen Urin, welches Sediment aus Schleim-, Eiter-, und Epithelzellen besteht. Damit verbunden ist ein häufiger Drang zum Uriniren, namentlich im Stehen, wo der Inhalt der Blase mehr auf die empfindliche Blasenmündung drückt, und Schmerz, besonders am Ende des Actes. Der trübe Urin ist entweder neutral oder leicht alkalisch, gelbes Curcumapapier leicht bräunend; und nur wenn er ganz frisch aus der Blase kommend untersucht wird, zeigt er mitunter eine leicht saure Reaction, blaues Lackmuspapier leicht röthend, während der normale, an sich schon sauer reagirende Harn stets vor der alkalischen die saure Gährung eingeht, und so also seinen Säuregehalt noch erhöht. Diese ursprünglich alkalische Reaction oder dieser rasche Uebergang in dieselbe bei dem anfangs neutral oder sauer reagirenden Harn in allen Fällen von Blasenleiden, rührt her von dem vermehrten und veränderten Blasenschleim, welcher binnen kurzer Zeit den Harnstoff in kohlensaures Ammoniak verwandelt. Der Urin Nierenkranker, der ebenfalls Eiterzellen enthält und einen mehr oder weniger reichlichen Bodensatz zurücklässt, verliert daher selbst innerhalb ein paar Tagen seine saure Reaction nicht. Diese einfache catarrhalische Affection der Blase, welche sich also kennzeichnet durch einen weisslichen, schneeähnlichen Niederschlag, der sich am Boden des Gefässes absetzt ohne kleben zu bleiben, und worüber dann der Urin normal aussieht; durch einen Drang zum Uriniren, der alle paar Stunden wiederkehrt und gegen das Ende schmerzhaft ist; durch ein Gefühl der Wärme und eines unangenehmen Kitzels am Damme; durch leichte Kreuz- und Lendenschmerzen; — verschwindet innerhalb 8—14 Tagen wieder vollständig, wenn der Kranke sich hält, keine Excesse begeht, keine körperlichen Anstrengungen macht, keiner nasskalten Witterung sich aussetzt, lässt jedoch gleichwohl eine Neigung zur Recidive häufig genug zurück.

Anders gestaltet sich das Krankheitsbild, wenn dieser catarrhalische Zustand in den phlegmonösen übergeht. Da tritt eine so hochgradige Steigerung sämmtlicher Symptome ein, dass dieses Leiden als eines der schmerzhaftesten angesehen werden muss. Schon die Perkussion der Blasengegend ist dem Kranken schmerzhaft; die fürchterlichsten Qualen aber erduldet er bei dem leider durch kein Mittel zu stillenden und in den höchsten Graden kaum fünf Minuten aussetzenden Harnzwang. Der Schweiss tritt ihm auf die Stirne, mit Mühe nur vermag er sein Nachtgeschirr zu halten, er verändert seine Stellung, lehnt den Kopf an die Wand, spreizt die Beine auseinder oder presst sie eng zusammen, krümmt und windet sich, und unter den grössten Schmerzen presst er endlich einige Tropfen Harns hervor, dem dann erst, aber durchaus nicht immer, eine grössere Menge nachfolgt, worauf er ermattet und erschöpft ins Bett zurücksinkt. Der Urin zeigt ein ganz trübes Aussehen, eine alkalische

Reaction, eine dunklere Farbe, in den ersten Tagen einen höchst widerlichen fauligen Geruch, und der nach ein paar Stunden abgelagerte reichliche Satz von gelber oder grünlichgelber Färbung bedeckt den Boden und die Seitenwände des Gefässes, zähe, fest daran anhaftend, so dass beim Abgiessen des Urins derselbe nicht mitgeht. Aber auch Blutabgang findet bei der acuten Cystitis statt. Der Harn, beziehungsweise Harnstrahl kommt in folgender Weise zum Vorschein. Zuerst etwas mit dünnem Eiter vermischter, dann mehr oder weniger heller Harn, und nun gegen das Ende ermattet der Strahl und es kommt neben dem jezt auf's äusserste schmerzhaften, wüthenden Zwang — mehr noch wie am Anfang — die den Kranken meist höchst deprimirende Erscheinung, dass eine fleischwasserähnliche, mehr oder weniger trübe, blutig-seröse oder wirklich blutige Flüssigkeit sich aus der Harnröhre hervorpresst, und dann ein dicker Eiterklumpen oder ein zäher, fadenziehender, gelatinöser, schleimig-eiteriger oder schleimig-blutiger Pfropfen nachfolgt, der bald mit ziemlicher Gewalt isolirt gewissermassen herausgeworfen wird, oder aber träge aus der Harnröhrenmündung hervorquillt und haften bleibt, bis ihn der Kranke mit einem Leinwand- oder Papierstreifen selber hinwegschafft. Fieber ist regelmässig vorhanden, dessgleichen mehr oder minder heftige ziehende, von der Kreuz- und Lendengegend ausstrahlende Schmerzen, und die nächtlichen Exacerbationen finden sich ebenfalls ein. Wie den Tag, so auch die Nacht über muss der Kranke alle Viertel- bis halbe Stunde aufstehen, indem er dem nahezu unerträglichen Harnzwang nicht widerstehen kann, und unter denselben Erscheinungen geht dann die Entleerung des Urins vor sich. So dauert dieser qualvolle Zustand, trotz aller Mittel, fünf, ja acht Tage an, bis sich eine Besserung kundgibt. Diese besteht zuerst im Verschwinden des fauligen Geruchs und in der Abnahme der mit Blut vermischten schleimig-eitrigen Klumpen, dann erst in der Minderung des so äusserst lästigen Zwanges und in der geringeren Trübung des Urins, der noch Wochen lang trübe bleibt und auch seinen starken, klebrigen, schmierigen Bodensatz beibehält. Erst gegen Ende eines Monats hat der Zwang, sowie der Schmerz beim Uriniren ganz allmählig aufgehört, ist mehr ein Kitzelgefühl an seine Stelle getreten, hinterlässt der Urin immer weniger Bodensatz und ist derselbe wieder weniger zähe, mehr flockenartig. Den meisten Niederschlag und die trübste Färbung repräsentirt er da des Morgens, wenn der Kranke nicht oder nur ein paarmal des Nachts urinirt hat; unter Tags ist derselbe ziemlich hell. Dieser Zustand kann wieder einige Wochen anhalten, und geht dann in Genesung über; er kann aber auch mehrere Monate anhalten, und entsteht auf diese Weise die chronische Blasenentzündung, der eigentliche Blasencatarrh. Es zeigt sich hier also eine bedeutende Abnahme aller entzündlichen Symptome, und besteht derselbe mehr nur in einem öfteren Drang zum Uriniren, verbunden bald mit schmerzhaftem, bald mit eher wollüstigem Kitzeln, in einer abnormen Trübung und einem flockigen, aus

Schleim-, Eiter-, und Ephitelzellen bestehenden Niederschlag. Auch ein abnormes Hitzegefühl am Damme ist noch theilweise zugegen, und die langen cylindrischen Fäden, die mitunter entleert werden, deuten auf eine Affection der Prostata. Excesse aller Art, namentlich Missbrauch von Spirituosen, dann aber auch starke Vernässung und Verkältung tragen unläugbar zum Entstehen und Bestehen der Blasenaffection bei. Aus dem viel häufigeren Harnröhrentripper erktärt sich die viel häufigere Blasenentzündung beim Manne. Dem angebenen Verlauf zufolge, braucht eine Blasenentzündung immer ein paar Monate bis zur vollständigen Heilung; der chronische Blasencatarrh aber braucht mehrere Monate, selbst Jahre, und ist sogar, bei vorgeschrittenem Lebensalter, und sonst geschwächter oder krankhafter Constitution, manchmal unheilbar; auch bleibt gerne eine Neigung zur Recidive zurück. Die blenorrhoische Blasenentzündung ist mithin stets als eine etwas ernstere Erkrankung anzusehen. Der Tripper hört nicht selten inzwischen auf, kommt aber mitunter nach mehrwöchentlicher Pause in geringerem Grade wieder zum Vorschein.

Die Behandlung der cystitis blenorrhoica weist so viele Mittel auf, dass man schon daran die Unsicherheit, wo nicht theilweise Ohnmacht der Therapie erkennen kann. Was wurde und wird nicht noch die Bärentraubenabkochung (Folior. uvae ursi 30·0 F. Decoct. ad. colat. 250·0 Syr. sacch. 50·0 MDS. dreistündlich zwei Esslöffel; schmeckt mehr fade als schlecht); was die Hanfsamenmilch, emulsio seminum cannabis, zu ein paar Pfund im Tag; was das Kalkwasser (schmeckt sehr unangenehm, und wird auf die Dauer nicht ertragen) mit gleichen Theilen Milch, in derselben Menge; was der Campher (Camphor rasae 4·0 t. c. Ol. amygd. dulc. 20·0 Gummi arab. 10·0 Aq. ceras. nigr. 150·0 Syr. sacch. 50·0 Mf. l. a. emuls., DS. zweistündlich zwei Esslöffel) allenthalben angepriesen! Und doch ist ihr Ruf ein durchaus unbegründeter. Dasselbe gilt vom Copaivabalsam, dem Tannin, den kohlensauren Alkalien. Die Injectionen von lauem Wasser mit 25—20° C., sind nur im chronischen Stadium zu machen; doch darf man sich auch davon nicht zu viel versprechen. Die Einführung des gewöhnlichen Katheters im acuten Stadium ist absolut unmöglich wegen der zu grossen Schmerzhaftigkeit und Schwellung des prostatischen Theils der Harnröhre. Ueberhaupt lassen sich die Kranken, wie sie nicht alsbald eine bedeutende Besserung darauf wahrnehmen, und wie es ihnen Schmerz verursacht, sehr ungern katheterisiren. Adstringentien sind wegen möglicherweise abgebender Ursache zur Steinbildung nicht zu rathen. Wenn man, wie ich, sechs und acht Wochen hindurch ein und zwei Flaschen Vichy-Wasser den Tag über trinken lässt, und wiederholt die Beobachtung macht, dass es um nichts besser ist, als wenn man überhaupt viel Brunnenwasser zur Verdünnung des Urins trinkt, so wird man den Gebrauch alkalischer Mineralwasser, abgesehen davon, dass eine Flasche Vichy-Wasser — sie enthält etwas über einen Liter — einen Franc kostet, gerade nicht besonders empfehlen, sondern einfach frisches Wasser vorziehen. Das Einzige, was man zu seinen Gunsten anführen kann, ist, dass manche Kranke das Vichywasser gerne, selbst lieber wie Brunnenwasser trinken, und dass es scheint, als habe dasselbe eine die Verdauung erhaltende und sogar anregende Wirkung. Alle stark gewürzten Speisen und alle Spirituosen sind zu verbieten, ebenso schwarzer Cafee; und Abends ist nur leicht verdauliche Kost zu gestatten, denn Pollutionen sowie unruhiger Schlaf, schwere Träume, kommen nicht selten von überladenem Magen und sind möglichst zu vermeiden. Ferner müssen alle innerlich sowohl wie äusserlich gegen den Tripper angewendeten Mittel ausgesetzt werden, da sie entweder direct oder sympathisch einen Reiz auf die Blase ausüben. Der Kranke muss selbstverständlich während des ganzen acuten Stadiums, mehrere Wochen also, zu Bette liegen. Das lästigste Symptom, der so überaus schmerzhafte und häufige Harnzwang, ist leider mit keinem Mittel zu beseitigen. Selbst die Opiate lassen im Stich. Immerhin thut man noch am besten, Dowersche Pulver zu verordnen, und verschreibe ich daher: Radic. ipecac., Opii pur aa. 0·05 Sacch. alb. 0·2 M. f. pulv. Dent. tal. dos. Nr. 12., S. sechsstündlich ein Pulver in Oblaten; oder Morph. muriat. 0·2 auf Aq. amygd. amar. 20·0 Det. ad. vitr. nigr. S. vierstündlich zehn Tropfen auf Zucker. Wie gesagt, versagen sie im acuten Stadium meistens ihre Hilfe, und andere Mittel, wie Cannabis-Extract, Lupulin leisten ebensowenig. Gegen die Schmerzen in der Blasengegend oberhalb der Symphyse sind feuchte oder feuchtwarme Ueberschläge das Beste; gegen die Hitze und das drückende spannende Gefühl am Damm entschieden kalte Ueberschläge. Die beste Wirkung üben bei dem ganzen Zustand warme Vollbäder von 35° C., nur schade, dass sie mitunter nicht oder sehr schwer zu beschaffen sind; meist urinirt der Kranke im Bade etwas leichter, lässt wenigstens vorübergehend der Zwang etwas nach, und auch der Schlaf ist in der Regel darnach etwas ruhiger und weniger unterbrochen. Im subacuten Stadium, nach Ablauf von sechs Wochen und noch mehr, wo zwar der häufige Harndrang und die stärkeren Schmerzen vorüber, aber der so äusserst hartnäckige, flockige, mörtelartige Niederschlag, namentlich des Morgens, beim ersten Uriniren, durchaus nicht weichen will, und wenn auch der Tripper wieder zu fliessen begonnen, habe ich entschiedenen Erfolg vom Copaivabalsam gesehen. Dagegen ist hier zu warnen vor den Einspritzungen, denn sie üben ohne Zweifel einen nachtheiligen Reiz auf den noch afficirten Blasenhals. Für den chronischen Blasenkatarrh sind zu empfehlen die Thermen von Gastein im österreicischen Salzkammergut, von Wildbad in Württemberg, von Pfäfers in der Schweiz.

7. Lymphgefäss- und Lymphdrüsen-Entzündung, lymphangioitis und lymphadenitis. Mitunter fühlt man am Rücken des Penis, wenn man dessen Haut in eine Falte fasst, einen, zuweilen mehrere, strohhalm- bis federkieldicken Strang, der nur gegen Druck etwas empfindlich ist. Von der Vorhaut beginnend, verliert er sich unmerklich im mons veneris Dabei ist die Vorhaut gewöhnlich ödematös geschwellt und geröthet. In 8—14 Tagen sind dieses Oedem und

der harte Strang meist verschwunden, und nur sehr selten vereitert derselbe, worauf gleichfalls hald Heilung eintritt.

Die Leistendrüsen schwellen bei heftigem Tripper in der Regel bis zur Haselnussgrösse, ausnahmsweise bis zur Wallnussgrösse an, und sind gegen Druck und beim Gehen etwas, mitunter enorm schmerzhaft. Gleichwohl verbleibt diese Art der Bubonen ganz in der Regel auf dem angegebenen niederen Grade der Infiltration, um sich dann im chronischen Stadium des Trippers wieder zurückzubilden; gewöhnlich nur durch schädliche, mechanische Einwirkungen, wie starkes Gehen und Reiten, tritt manchmal Abscedirung ein, wodurch die Heilung sehr verzögert werden kann. Wie schon erwähnt und gerade auch hier so eclatant zu beobachten, nützen die Jodmittel rein nichts. Man mag auf die Leistengegend soviel Jod einpinseln als man will, es ist ganz umsonst, höchstens, dass der Kranke noch eine Hautentzündung und heftige Schmerzen dazu bekommt. Ich bestreite mit Hebra und Zeissl jede specifische Wirkung des Jod auf infiltrirte Drüsen. Und verkleinern sich manchmal solche Drüsengeschwülste darnach, so ist das nur der durch die reizende Einwirkung des Jod gleich jedem andern Reizmittel vermehrten Blutzuführung und hiedurch gesteigerten Resorptionsfähigkeit zuzuschreiben — was übrigens auch nur ausnahmsweise der Fall. Das Beste ist bei der Leistendrüsenentzündung unbedingte Ruhe, ein solcher Kranker gehört in's Bett oder auf's Sopha; daneben dann Ueberschläge mit in Goulard'sches Wasser getauchten Compressen, welche man, sobald sie trocken werden, erneuert. Weiter ist zu sorgen für gute, leicht verdauliche Kost, für gesunde, frische Luft und für regelmässigen leichten Stuhl, denn bei starkem Pressen entsteht oft ein furchtbarer Schmerz in der Leistengegend. Trotz des zweckmässigsten Verhaltens kann aber Eiterung und spontaner Durchbruch nicht absolut verhindert werden. Ich habe ferner einen Compressivverband mehrere Wochen nacheinander in der Weise versucht, dass ich eine in Bleiwasser oder gewöhnliches Wasser getauchte Compresse auf die geschwollene Drüse legte und dieselbe mit einer Rollbinde, welche um Bauch und betreffenden Oberschenkel geführt wurde — spica inguinalis — festhielt. Der Verband muss möglichst gleichmässig angelegt, und darf nicht allzufest sein, weil sonst Eiterbildung in der Tiefe zu befürchten steht. Aber auch dieses Verfahren liess mich häufig im Stich; ich konnte häufig keine Resorption bewerkstelligen, es trat eben Eiterung ein. Ebenso konnte ich nach aufgebrochenem oder eröffnetem Bubo — und eröffnen darf man ihn nur, wenn eine deutliche Verdünnung der Haut an irgend einem Punkte wahrnehmbar — nicht bemerken, dass derselbe durch einen solchen Druckverband schneller der Heilung entgegenging, als ohne ihn. Grosse Reinlichhaltung, Bedeckung und fleissiger Wechsel mit feuchten Ueberschlägen ist da am Platz, wie auch mässige Bewegung im Freien dabei nur vortheilhaft ist. — Beim Vaginaltripper kommen ebenfalls Leistendrüsenanschwellungen vor, jedoch sehr selten, wie überhaupt das Weib dem

Bubo weit weniger unterworfen ist als der Mann. Das liegt wohl nicht allein im Verlauf der Lymphgefässe, sondern mehr im Beruf; das Weib hat doch keine so anstrengende Beschäftigung, hat mehr eine sitzende ruhige Lebensweise.

8. Chorda, Erectionen, Blutung. Unter Chorda versteht man die Krümmung des erigirten Penis nach abwärts, verursacht durch das Uebergreifen der blennorrhoischen Entzündung auf das submucöse Bindegewebe und den Schwellkörper der Urethra; sie entsteht, indem die gesunden Schwellkörper des Penis sich mehr ausdehnen, elastischer sind, und der andere nicht folgen kann. Das durch die phlegmonöse Entzündung gesetzte umschriebene Exsudat oder Infiltrat wird meistens wieder resorbirt, kann aber auch vereitern, und stellt dann einen periurethralen Abscess dar. — Durch andauernde heftige Erectionen kann eine Zerreissung der Capillaren der entzündeten Theile und mithin Blutung eintreten; letztere erfolgt immer bei gewaltsamer Geradrichtung des erigirten Penis. In der Regel ist übrigens die Blutung nicht stark; manchmal aber kann man ihr doch nur auf mechanischem Wege Herr werden, und kann sie selbst von Ohnmacht begleitet sein. — Die Chorda ist ein in der Spitalpraxis sehr seltenes Vorkommen; sie ist etwas häufiger in der Privatpraxis zu beobachten. Die nächtlichen Erectionen stören den Kranken in seinem so nothwendigen und wohlthuenden Schlafe, und auch die Morgenerectionen sind äusserst lästig. Die Kranken klagen immer über Reiz und Drang zum

Uriniren, verbunden mit grossem Schmerz. Gegen diese Zeichen der Hyperämie und Hyperästhesie an den Genitalien sind innerlich noch das Beste die Opiate, reines Opium oder Morphium oder Dower'sche Pulver, wiewohl auch ihre Wirkung hier sehr unverlässlich ist. Lupulin mit und ohne Campher, sowie Bromkali habe ich wiederholt ohne jeden Erfolg gegeben. Aeusserlich sind zu empfehlen kalte Waschungen, kalte Ueberschläge um den ganzen Penis, kühle Sitzbäder. Hinsichtlich der Diät soll der Kranke nicht sehr viel trinken, geistige Getränke und reizende Speisen ganz vermeiden, ebenso aufregende Lectüre und Unterhaltung, er soll frühzeitig aufstehen und wegen der Bettwärme sich lieber auf's Sopha legen. — Die Blutungen aus der Harnröhre sind, wie gesagt, sehr selten so bedeutend, dass sie besonderer Behandlung bedürften. Es sind dann dagegen anzuwenden Eisumschläge um den Penis, und als das Sicherste die Compression, indem man einen dicken Catheter einführt und den Penis mit Heftpflasterstreifen umwickelt. Die Blutung hat meistens in der pars cavernosa s. spongiosa ihren Sitz.

9. Pollutionen. Man hat bei den Pollutionen zu unterscheiden solche, welche nach wollüstigen Träumen, nach aufregenden Gedanken entstehen, und die sich nur durch schnellere Wiederholung und geringeren Anlass von den normal fast bei jedem Menschen hie und da vorkommenden Pollutionen unterscheiden, d. s. die pollutiones nocturnae. Diesen liegt kein Schwächezustand, sondern ein vorübergehender Con-

gestivzustand der Genitalien zu Grunde; wohl aber ist ersteres der Fall bei jenen Pollutionen, welche ohne Wollustgefühl und ohne vorausgegangene Aufregung, oder schon beim geringsten Reize, manchmal selbst lange Zeit hindurch durch starken Druck der Bauchpresse bei harter Stuhlentleerung, von nicht vollständiger Erection und Ejaculation begleitet, während des Wachens auch am Tage auftreten, pollutiones diurnae. Hieher gehören also namentlich auch die durch übermässige geschlechtliche Befriedigung, durch sehr häufiges Onaniren sich wiederholt einstellenden freiwilligen Samenergüsse. Pollutionen finden nach der gewöhnlichen Anschauung immer so statt, dass man auf der Wäsche oder am Schenkel Spermatozoen nachweisen kann, d. s. die allerdings weitaus häufigeren pollutiones externae; allein es gibt auch pollutiones internae, wo der Same den Weg nach innen, nach der Blase zu nimmt. In Folge des Congestivzustandes beobachtet man nicht selten schon bei Beginn des Trippers, der eine Spannung im Hoden bewirkt, wiederholt Pollutionen, die dann aufhören, um in der dritten, vierten Woche wiederzukehren, wo sie mitunter Vorläufer der Epididymitis sind. Durch zu häufige Samenergüsse wird der Kranke körperlich und geistig heruntergebracht; namentlich grübelt ein solcher beständig mit grosser Aengstlichkeit über seinen Zustand nach, und wird zuletzt ein ganzer Hypochonder. Die Behandlung hat daher, insbesondere bei jenen, welche sich der Onanie hingaben, vor Allem die Gemüthsstimmung des Kranken zu heben, seinen gesunkenen Muth wieder aufzurichten. Um ihn zu zerstreuen, lässt man ihn wo möglich eine kleine Erholungsreise machen, vielleicht ein nahes Seebad besuchen, und hauptsächlich soll er sich eine passende Beschäftigung wählen, den Müssiggang fliehen. Als roborirende Medicamente dienen Chinin und Eisen; und örtlich sind zu empfehlen täglich ein paar Mal wiederholte kalte Waschungen der Geschlechtstheile, oder kalte Sitzbäder von kurzer Dauer.

10. Spitze Warzen, Feigwarzen, Papillome, Condylome, Vegetationen, Excrescenzen. Die spitzen Warzen sind zapfenartige, baumförmig verzweigte, oder plattgedrückte, hahnenkammartige Wucherungen der Hautpapillen. Beim Manne finden sie sich am häufigsten in der Eichelfurche und am innern Blatt der Vorhaut, aber auch am After, am Hodensack, an der Innenfläche der Oberschenkel, am Mund, in der Achselhöhle, zwischen Fingern und Zehen sind sie hie und da zu beobachten. Je nach dem Sitz sind sie bald trocken, livid, und wachsen langsam, auf secernirenden Schleimhäuten dagegen wachsen sie rasch, bleiben lebhaft roth, und liefern selbst ein Secret von süsslichem, widerwärtigem Geruch. Bei vorhandener Phimose können sie an einer Stelle der Vorhaut Druckbrand erzeugen und dann da hervorwuchern, — ein höchst seltenes Vorkommniss. Ferner kann bei unreinlichen Menschen durch Aetzung das faulende Secret Verschwärungen, Ulcerationen machen, wozu sich dann auch noch Drüsenschwellung in der Leistengegend gesellen kann. Ihre Entstehung

verdanken sie hauptsächlich der Unreinlichkeit, besonders unter Einwirkung reizender Stoffe, so des Tripper- oder Eicheltripper-Secretes. — Eine spontane Heilung durch Vertrocknung und Schrumpfung ist selten, und selbst nach vollkommener Beseitigung durch eine tüchtige Behandlung recidiviren sie gerne. Nicht zu ausgebreitete Wucherungen entfernt man gleich mit der Scheere, und schneidet dabei etwas von der Unterlage mit weg, um die Wiederkehr zu verhindern. Grössere, mit breiter Basis aufsitzende, saftige, reichlich secernirende und leicht blutende Wucherungen ätzt man am besten mit liquor ferri sesquichlorati, alle zwei bis drei Tage, legt darin eingetauchte Charpie um, und bei starkem Schmerz und Schwellung blos in kaltes Wasser getauchte. Eines der bequemsten und am meisten üblichen Verfahren besteht in der Betupfung der spitzen Warzen mit Höllenstein in Substanz, nachdem man die Warzen vorher, wenn sie trocken waren, etwas befeuchtet hat, weil der Höllenstein dem Gewebe zu rasch das Wasser entzieht und damit ein Theil der Wirkung verloren geht. Es muss natürlich wiederholt geschehen. Als ein anderes, sehr gutes und billiges Mittel kann ich empfehlen das basisch essigsaure Blei, den Bleiessig, Plumbum aceticum basicum s. Extractum saturni, damit getränkte Charpie fleissig aufgelegt, bringt die Wucherungen in Bälde zur Schrumpfung, zum Absterben und Abfall. Besonders wenn, wie es zuweilen vorkommt, die ganze Eichelfurche mit spitzen Warzen sozusagen übersäet ist, ist nichts besser, als Charpie in Bleiessig eintauchen und herumlegen. In wenigen Tagen schrumpfen da die Warzen und lassen sich ganz leicht mit der Pincette abnehmen. Manchmal tritt dabei leichte Blutung und etwas Brennen ein, wogegen das Beste Ueberschläge mit in kaltes Wasser getauchter Charpie sind. Bei vorhandener Phimose macht man täglich Einspritzungen mit Bleiessig oder einer starken Alaunlösung, welche man durch gänzliches Zuhalten der Vorhaut ein paar Minuten einwirken lässt, und wird dadurch auch der begleitende Eicheltripper geheilt.

II. Tripper beim Weibe.

Pathogenese und Aetiologie.

Der Vaginaltripper, vaginitis blennorrhoica, auch weisser Fluss, fluor albus, leukorrhoe (von λευκος weiss, und ῥεω fliessen) genannt, ist eine Krankheit, die unter den Erkrankungen der weiblichen Genitalien am häufigsten vorkommt; nebst dieser ist es dann die Uterinalerkrankung. Man kann sagen, dass auf 60 Vaginaltripper 1 Uterinaltripper kommt; am seltensten haben wir es beim Weibe mit dem Urethraltripper zu thun, und nach Zeissl's statistischen Aufzeichnungen kommen auf 100 Vaginaltripper kaum 5 bis 6 Urethraltripper. Der Vaginaltripper des Weibes verhält sich im Grossen und Ganzen nahezu so wie die Pathologie des männlichen Harnröhrentrippers, aber nicht ganz so. Die Vaginalschleimhaut hat eine andere Beschaffenheit wie die Schleimhaut der männlichen Harnröhre, und daher die Abweichung. Der Vaginaltripper des Weibes kann Jahre lang bestehen, ohne jene Folgen hervorzurufen, wie der Urethraltripper beim Manne; und er besteht auch sehr häufig Jahre lang, ohne dass die Weiber besonders davon behelligt werden. Die Frauen sind mehr oder weniger immerwährend nass, aber sie wissen nicht, wo das Normale aufhört und das Kranke anfängt. Man kann daher in die Lage kommen, ganz honnete Damen einmal untersuchen zu müssen, und siehe da, sie haben einen Vaginaltripper, und doch inficiren sie nicht ihren Mann. Sehr oft wird man nun gefragt, wie kommt das: ich habe nur ausschliesslich mit dieser Person dann und wann einen geschlechtlichen Verkehr, und immer bekomme ich darnach eine Blennorrhoe, während doch ihr Mann stets gesund bleibt? Wir können uns dies nicht anders erklären, als dass wir sagen, es liegt in der Verschiedenartigkeit der Receptivität. Der Gatte ist schon abgestumpft gegen diesen Einfluss oder Ausfluss, ähnlich wie der Bewohner der Malariagegend nicht oder weit weniger von Intermittens befallen wird, als der Fremde. Wir sagen, der Einwohner ist acclimatisirt, und so auch der Herr Gemahl, während auf den jungen Freund der Reiz zu heftig einwirkt, und er daher krank wird. Andererseits mag es vielleicht auch darin liegen, dass der längere Zeit angetraute Gatte etwas kälter wird; — das Leben ist ja, wie Zeissl sagt, eine Bleiche; es bleicht das Haar, die Jugend und auch die Liebe. Und der Begünstigte denkt auch, er muss zeigen, dass er mehr leisten kann wie der Gemahl, und da macht er öfter, zwei bis drei Mal den Coitus, kräftiger, länger, und so wird er krank. Aus der Verschiedenartigkeit der Receptivität erklärt sich endlich, warum von zwei Männern, die das gleiche Mädchen gebrauchten, der eine mit, der andere ohne Tripper entlassen wurde. Derartige Vaginaltripper sind rein catarrhalischer Natur, beruhen auf einer Hypersecretion der Vaginal-Schleimbälge und Schmeerbälge. Eben darin liegt die Differenz, dass die Urethralschleimhaut des Mannes ausschliesslich Schleimbälge enthält, während die Vaginalschleimhaut des Weibes Schmeerbälge, Schmeerfollikel und zugleich Schleimfollikel hat. Das Urethraltrippersecret des Mannes enthält blos Eiterzellen, Blutzellen, Epithelien und Schleimzellen; beim Weibe finden wir ausserdem in Folge der Schmeerbälge sehr viel Capronsäure, sehr viel Buttersäure — daher der andere Geruch, daher die andere Reaction. Das Trippersecret des Mannes reagirt immer alkalisch, so wie alle Secrete der Schleimhaut, während das Secret der Vagina sauer reagirt — wegen der beigemengten Buttersäure. Die Analogie nun zwischen Vaginaltripper und männlichem Urethraltripper, besteht darin, dass der virulente Vaginaltripper ebenfalls in den vorderen Partien beginnt und sich gegen das Scheidengewölbe verbreitet, längere Zeit auf den vorderen Theil der Vagina beschränkt bleibt und nur bei schlechter oder keiner Behandlung sich nach rückwärts verbreitet. Ausserdem ist auch hier und zwar weit häufiger, die Möglichkeit vorhanden, dass wir es mit einem einfachen, nicht virulenten Catarrh, mit einem blos hypersecretorischen Process der Vagina zu thun haben. Dieser einfache, mehr oder minder starke Catarrh der Vaginalschleimhaut kann durch jedwedes Irritament hervorgerufen werden, durch Irritamente von Neugebilden an der Vagina oder Vaginalportion, wie Polypen durch Masturbation, durch mangelhafte Reinigung, durch protrahirte Menstruation zuweilen kurz vor Eintritt der Menstruation durch die schon beginnende Hyperämie nach den Genitalien. Weiterhin ist er Begleiterscheinung der verschiedensten Erkrankungen der Sexualorgane, des Uterus und der Eierstöcke, auch Schwangerschaft, Wochenbett und Abortus prädisponiren dafür. Sodann ist er zu beobachten bei constitutionellen Krankheiten, besonders bei der Chlorose, ebenso der Scrophulose, seltener der Lungentuberculose, häufiger wiederum bei den acuten Exanthemen, speciell den Masern (Scanzoni); endlich bei kleinen Mädchen zuweilen als Folge des Herüberkriechens der feinen Madenwürmer vom After aus nach der Vagina, wo sie eben einen Reiz und ein Jucken hervorrufen. In allen diesen Fällen nun wird von der Vaginalschleimhaut kein ansteckendes Secret geliefert, und entsteht keine Entzündung des mukösen und submukösen Gewebes, kein phlegmonöser Process. Nur da, wo das Weib durch einen virulenten Harnröhrentripper des Mannes erkrankt, wo ein Contagium in die Vagina gelangt, nur da kann sich das einstellen, was wir vaginitis virulenta s. contagiosa oder blenorrhoea vaginae virulenta s. contagiosa, Vaginaltripper, zu nennen pflegen.

Was das anatomische Verhalten der Vagina betrifft, so liegt dieselbe zwischen Harnblase und Mastdarm, und endigt nach oben mit dem Scheidengewölbe fornix s. fundus s. laquear vaginae (d. i. die Furche, welche durch den Uebertritt der Vaginalschleimhaut auf die Muttermundslippen im Umkreis der letzteren entsteht), in welches die **pars vaginalis uteri** als stumpfer, kegelförmiger Vorsprung hineinragt, und das Scheidengewölbe in ein vorderes seichteres und hinteres tieferes trennt. Die Wände der Vagina werden nach Hyrtl durch eine dicke, mit einer Schichte organischer Muskelfasern und mit starken Venennetzen, welchen jedoch der Charakter des Schwellgewebes fehlt, umgebene, sehr dehnbare und elastische Bindegewebsmembran, und durch eine Schleimhaut gebildet, welche spärliche Schleimdrüsen, aber zahlreiche Papillen, uud ein mehrfach geschichtetes Pflasterepithelium besitzt, dessen beträchtliche Dicke die Schleimhautpapillen fast vollkommen verdeckt. Die Länge der Vagina beträgt durchschnittlich zwölf Centimeter, der Querdurchmesser bei gewöhnlich üblicher Ausdehnung oder Spannung drei bis fünf Cm.

Um nun eine genaue Diagnose beim weiblichen Tripper stellen zu können, ist es nothwendig, sich des sogenannten Mutterspiegels zu bedienen, und es ist ein grosses Verdienst Ricords, dass er zunächst die allgemeine Einführung desselben veranlasst hat. Der Mutterspiegel, oder richtiger Scheidenspiegel, ist ein ziemlich altes Instrument und waren früher wohl metallene Röhren von verschiedener Form dazu verwendet. Heutzutage sind im allgemeinsten Gebrauch die sogenannten Milchglasspecula, von dem ehemaligen Sanitätsrath und Gynäkologen Carl Mayer in Berlin angegeben. Diese Milchglasspecula reflectiren das Licht recht gut und sind dabei sehr billig. In einem sogenannten

Satz sind vier in einander gehende Specula von natürlich verschiedener und im Allgemeinen den Dimensionen der Scheide entsprechenden Grösse enthalten. Für ein solches Speculum ist empfehlenswerth ein sogenannter Obturator, ein Stück Holz, das in einen stumpfen Kegel endet, und welches in das Speculum eingeschoben dasselbe möglichst verschliesst; sonst insultirt man möglicher Weise mit dem Rande etwas die Scheidenwände. Ein anderes, sehr zweckmässiges Instrument ist dann das Fergusson'sche Speculum, freilich theurer; es ist ein Glasspeculum, das Glas hat von aussen einen Spiegelbelag, und um diesen herum ist eine andere Substanz gelegt, welche ganz aussen mit einem gut haltenden Lack versehen ist. Das Instrument reflectirt ausgezeichnet das Licht, und man bekommt allerdings schärfere Bilder noch wie durch das Milchglasspeculum. Das Speculum zeigt endlich Variationen an seiner Spitze, es kann gerade sein oder abgestumpft; letztere Form ist vorzuziehen wegen der leichteren Einführung und unter Umständen sogar nothwendig, für jene Fälle nämlich, wo die portio vaginalis ziemlich stark nach hinten steht und dessalb schwieriger in das Speculum hineingebracht werden kann. Die Einführung des Speculum ist im Ganzen bei einiger Uebung ziemlich leicht und sie ist nach Hecker in folgender Weise vorzunehmen. Die Person hat die Rückenlage mit etwas erhöhtem Steiss, das Speculum wird sammt dem Obturator etwas eingeölt oder befettet, und indem wir nun mit dem Daumen und Zeigefinger der linken Hand die Schamlippen auseinanderthun, setzen wir das Speculum, mit dem rechten Daumen auf den Obturator aufdrückend, indess rechter Zeige- und Mittelfinger auf dem Speculum aufsitzen, an der hinteren Commissur auf, und schieben es jetzt in drehender Bewegung, indem wir zunächst wenigstens etwas nach abwärts drücken, vor, und nachdem wir den Widerstand des introitus vaginae überwunden haben, senken wir das Instrument und schieben es nun so weit vor, bis wir vollends fühlen, es geht nicht weiter, dann ziehen wir den Obturator zurück und sehen hinein. Wenn die portio vaginalis ganz in der Führungslinie steht, sehen wir sie sofort nach Entfernung des Obturator, oder wenigstens eine Lippe, gewöhnlich die vordere Muttermundslippe. In vielen Fällen müssen wir die portio vaginalis erst suchen, und das erfordert eine gewisse Uebung. Dieses Suchen kann natürlich in nichts Anderem bestehen, als dass man das Speculum vielfach hin und her bewegt, senkt, erhebt, nach rechts, nach links wendet. Indess gibt es auch Fälle, wenn die portio vaginalis sehr stark nach hinten steht und der Uterus dabei vielleicht gar noch anteflectirt ist, wo es mitunter geradezu unmöglich ist, die portio vaginalis gehörig zu Gesicht zu bekommen, sie steht über dem Speculum und wir bekommen sie nicht zu sehen. Da empfehlen sich entweder die gerade abgeschnittenen Specula, oder man muss vorher genau mit dem Finger untersuchen, um sich über den Stand der portio vaginalis zu orientiren, oder endlich, wenn das auch nichts hilft, müssen wir vorher mit der Sonde die portio vaginalis aufsuchen, und dann auf der

Sonde das Speculum vorschieben; so kann sie nicht gut ausweichen, und bringt man sie mitunter zu Gesicht in Fällen, wo man sich sehr viel abgemüht hat. Dabei kann man sich dann noch helfen, indem man durch einen starken Druck über der Symphyse den Uterus etwas nach abwärts zu bewegen versucht.

Symptome und Verlauf.

Die virulente oder contagiöse Vaginitis entsteht unter sehr unangenehmen Erscheinungen. Gleich am Anfang, in den ersten paar Tagen, stellt sich blos ein Kitzel, ein Jucken, ein Prickeln ein, das selbst mit einem gewissen Wollustgefühl verbunden ist, die Temperatur der Scheide ist nur wenig erhöht, das Weib hat das Bedürfniss, öfter zu uriniren, und fühlt ein fortwährendes Kitzeln am Scheideneingange. Dieses kitzelnde Gefühl verwandelt sich aber bald in ein schmerzhaftes brennendes Gefühl. Es folgen dann weiter Klagen über Kreuzschmerzen, so dass man manchmal an eine Oophoritis denkt, doch die nähere Untersuchung ergibt die Vaginalerkrankung. Untersuchen wir mit dem Finger, so finden wir jetzt eine ziemlich stark erhöhte Temperatur; die Vaginalschleimhaut am Scheideneingang, schon an den Schamlippen fühlt sich heiss an, der Scheideneingang ist verengt, wir verursachen beim Eindringen des Fingers Schmerz; besehen wir die Vaginalschleimhaut, so zeigt sie sich geröthet und gewulstet. Das beschränkt sich auf den Scheideneingang, und zur genauen Diagnose ist die

Untersuchung mit dem Spiegel, die Specularuntersuchung, absolut nothwendig. Bei hochgradiger Vaginitis können wir nun in den ersten Tagen nur unter ausserordentlich grossen Schmerzen mit dem Spiegel eindringen; der Schmerz ist da so gross, und das Eindringen so nachtheilig, dass wir in dieser Zeit von der Specularuntersuchung abstehen, und einstweilen kalte Einspritzungen mit einer gewöhnlichen Spritze oder besser noch Clysopompe, kalte Umschläge auf den Scheideneingang, kalte Sitzbäder verordnen. Dringt nun das Speculum leicht ein, so sehen wir, bei einer Vaginitis ist die Schleimhaut nicht so beschaffen wie bei einer normalen Vagina, oder auch nicht wie bei einer einfach secretorischen. Die Schleimhaut der normalen Vagina ist blassroth, und sie ist desto blässer, je älter sie, respective ihre Besitzerin ist, je jugendlicher, desto mehr spielt sie in's rothe, aber nicht in's lebhaft dunkelrothe, — bei einer Vaginitis ist sie hochroth, dunkelroth gefärbt. Die Schleimhautfalten des vorderen und hinteren Scheidengewölbes sind normal ebenfalls mattroth gefärbt, bei einer Vaginitis sind sie vergrössert, gewulstet, aufgeworfen, dunkelroth, und haben ungefähr das Aussehen wie ein Aprikosenkern oder eine geschälte Kastanie: wie die Furchen in diese hineindringen, so sieht man auch die Furchen zwischen den aufgeworfenen Schleimhautpartien. Auf diesen Furchen und zwischen ihnen finden wir nicht selten Excoriationen, die häufig auch bluten, namentlich dann, wenn man nicht zart untersucht. Zuweilen finden wir bei der Untersuchung der Vaginitis oder Kolpitis, dass die Scheide ganz rauh ist, sich rauh anfühlt. Diess rührt her von kleinen Knötchen, granula, welche nichts anderes sind, als die geschwellten Schleimhautpapillen, welche man früher fälschlich für Granulationen oder angeschwollene Schleimfollikel hielt, und sie kommen zumeist am vordern Drittheil der Vagina vor. Sie schwellen derart an, dass man glaubt, es sind Excreszenzen, Condylome auf der Vagina vorhanden, und namentlich ist das dann der Fall, wenn die Vaginalschleimhaut mehrere Monate in einem fortwährend hyperämischen Zustand erhalten wird, wie bei der Schwangerschaft. Wenn wir bei einer Vaginitis, wo die Papillen so mächtig geschwollen sind, das Speculum einführen, so bemerken wir, dass aus den einzelnen Knötchen beim Darübergleiten des Spiegels immer einzelne Eitertropfen herauskommen. Derartig mächtig geschwellte Papillen in einer Vaginitis führten zu dem Namen vaginitis granulosa, ehedem elytritis. Zugleich findet man hier sehr häufig Excoriationen, namentlich an der hintern Wand der Vagina. Diese sogenannte vaginitis granulosa liefert ein sehr bedeutendes, consistentes, grünlich gefärbtes Secret, und dieses Secret erzeugt sich in so grosser Quantität, dass in wenigen Stunden die ganze Leibwäsche grün und gelb gefärbt werden kann; es ruft Erythem, selbst Eczem zwischen den Schenkeln hervor, und als Consecutiverscheinung spitze Condylome. Es kann ferner ein Theil des Secretes in den Mastdarm kommen und Mastdarmtripper hervorrufen, was freilich schon ein Beweis von der höheren Unfläthigkeit und Unreinlichkeit des Weibes; indess kommt es vor, wenn auch selten. Denn wo man beim Weibe den Mastdarmtripper findet, entsteht derselbe nicht in allen Fällen dadurch, dass das Trippersecret aus der Vagina abfloss und in den Mastdarm gelangte, sondern eben durch directen Contact mit der tripperkranken männlichen Harnröhre. Die Behandlung des Mastdarmtrippers, um sie gleich kurz hier anzuführen, besteht in Anwendung anfangs blos von Kaltwasserklystieren, später, wenn die Entzündung etwas nachgelassen, von Adstringentien, Zink- oder Alaunsolution, dabei karge Diät und etwas Opium, damit nicht durch den Stuhlgang der Darm gereizt und die meist grosse Schmerzhaftigkeit noch gesteigert wird.

Die Vaginitis hat im Ganzen einen höchst acuten Verlauf. Wenn sich das Weib nur irgendwie reinlich hält, kann sie innerhalb 14 Tagen von der Vaginitis befreit sein. Durch Anwendung von Adstringentien, Sitzbädern, Kaltwasser-Einspritzungen, wird das Secret allmälig geringer, weniger eiterig, weniger copiös, weniger ansteckend, weniger ätzend, wird mehr schleimig, mehr serös, spärlich, das Colorit der Schleimhaut wird normal, die Runzeln schwinden, und in drei Wochen ist der Verlauf beendet. Hauptsächlich störend wirkt die Menstruation; wenn die Vaginitis schon im Erlöschen ist und es tritt Menstruation ein, so verschlimmert sie sich wieder. Es ist daher eine sehr zu beherzigende Regel, wenn wir eine Dame an Vaginitis behandeln und wir dieselbe für gesund erklären, dass wir sie ersuchen, sich doch nochmal nach vorübergegangener Menstruation untersuchen zu lassen, und erst, wenn dann keine Hypersecretion mehr eintritt, ist sie als geheilt zu betrachten; also vorerst muss sie einmal menstruirt haben, und dann darf sie keine neuen Entzündungserscheinungen darbieten. Sonst entsteht nun eine permanente Absonderung der Vagina, was im gewöhnlichen Leben der weisse Fluss, fleurs blanches, genannt wird — welcher Euphemismus schon viel Unheil anrichtete. Man glaubt, sagt Zeissl, jede Dame muss etwas weissen Fluss haben, wie man in jedem Hause etwas Zucker und Salz hat. Aber dieser weisse Fluss ist weder gleichgiltig für die Person, noch für den Gatten, noch für die Descendenz. Was die Person betrifft, so wird der chronische Vaginaltripper allmälig so hartnäckig, dass man ihn nicht oder nur sehr schwer beseitigen kann; ferner verbreitet er sich nach und nach weiter auf die Cervicalportion des Uterus, und es entsteht der Uterinaltripper und dieser ist von sehr hoher Bedeutung nicht nur für Uterus und Vagina, sondern für die Gesammtnutrition des Weibes. Der Gatte kann unter Umständen ebenfalls Tripper bekommen, denn wann das chronische Secret seine Ansteckungsfähigkeit verliert, lässt sich durchaus nicht bestimmen. Endlich die Descendenz: das zur Welt kommende Kind kann einen Augentripper acquiriren, in Folge dessen mitunter zeitlebens eine mächtige Trübung zurückbleibt, ja in sehr seltenen, vernachlässigten Fällen Perforation, also Verlust des Auges eintritt. Der chronische Vaginaltripper wird sich um so eher entwickeln, wenn das Weib unordentlich lebt, und wenn sie sich nicht längere Zeit vom Coitus fernhält, — Excesse in baccho et venere führen leicht zu Recidiven und dadurch zum chronischen Vaginaltripper. Daher geschieht es, dass junge Strassendirnen immer oder meistens am Vaginaltripper leiden, weil sie eben seine Heilung nie abwarten — sie sagen, wovon leben? — Der chronische Vaginaltripper kommt bei Strassendirnen so häufig vor, dass Zeissl der Ansicht ist, dass, wenn man jedwede Strassendirne des Morgens untersuchen würde, unter 100 kaum 15 sein werden, die keinen chronischen Vaginaltripper haben, welcher, wenn nicht ebenso schädlich, doch sehr nachtheilig ist, und ebenfalls unter Umständen, bei vermehrter Secretion, wiederum wie der acute virulente Tripper, Tripper beim Manne hervorrufen kann. Während, unmittelbar vor und nach der Menstruation tritt eine Steigerung der Secretion ein wegen der stattfindenden Hyperämie. Dieser chronische Vaginaltripper ist so hartnäckig, dass, so reich wir an Mitteln hiefür sind, fast alle daran scheitern, bis er endlich, was nicht selten ist, mit dem Eintritt der klimakterischen Jahre von selbst verschwindet. So unsicher demnach die Prognose hinsichtlich der Dauer des chronischen Vaginaltrippers ist, so kann man doch von dem acuten sagen, dass er in vier bis fünf Wochen durch zweckmässige Behandlung bei zweckmässigem Verhalten gehoben wird. — Die localen Veränderungen in der Vagina in Folge des Vaginaltrippers sind selten und kommen nur vor bei Personen, welche sehr häufig an Vaginaltripper leiden, und wo sich dann also der chronische Vaginaltripper ausbildet. In Folge sehr häufig wiederkehrender oder chronischer, persistenter Vaginaltripper schrumpft die Schleimhaut der Vagina, andererseits hypertrophiren einzelne Partieen derselben namentlich um das Scheidengewölbe herum; von Schrumpfung werden besonders die Papillen befallen, dadurch wird die Vagina trocken und rauh, so dass man beim Coitus die excessive rauhe Reibung wahrnimmt und unangenehm davon afficirt wird. Synechieen, Verwachsungen der Vagina in Folge von Vaginaltripper kommen nicht vor.

Therapie.

Ist der Vaginaltripper noch frisch, die Entzündung hochgradig, finden wir den Scheideneingang bedeutend verengt und die Temperatur sehr erhöht beim Eindringen mit dem Finger, so müssen wir vor Allem antiphlogistisch verfahren, und da erweisen sich am zweckmässigsten in Eiswasser getauchte Compressen, die über das Perineum auf die grossen Schamlippen applicirt werden. Die Kranke muss im Bett liegen, Ruhe und Diät beobachten. So lange nun die Geschwulst hochgradig und der Scheideneingang so verengt ist, dass wir mit dem Finger nicht leicht durchpassiren können, so lange dürfen wir kein Speculum einführen, sonst entstehen nämlich sehr leicht Einrisse, und wenn auch die nicht, so doch heftige Schmerzen. Erst wenn die Schwellung der Schleimhaut und damit der Schmerz abgenommen hat, können wir mit dem Spiegel eingehen, und selbst dann noch mit Vorsicht. Dann ist unsere Aufgabe, das purulente Secret zu entfernen, und das geschieht theilweise durch Injectionen, theilweise dadurch, dass man mittelst Charpiepinsels dasselbe entfernt; wir spritzen also mit gutgehenden Spritzen kaltes Wasser in die Vagina und entfernen mit Charpiepinseln das daselbst angesammelte Secret. Sodann nehmen wir einen Charpietampon und tauchen ihn in eine adstringirende Elüssigkeit, am besten Zink- oder Alaunlösung; — Höllenstein-, sowie Kupferlösungen färben die Wäsche, und man muss in dieser Branche von Krankheiten stets Bedacht haben, dass Niemand sein derartiges Leiden gern an die grosse Glocke hängt, auch der Wäscherin nicht gerne mittheilt. Die Zink- oder Alaunlösungen nehmen wir aber hier um ein Bedeutendes, um das Dreifache und noch stärker wie beim Manne, nämlich: Plumb. acet. bas. 5—10 grmm. auf Aq. dest. 300 grmm.; oder Zinc. sulf. 10—15 grmm. auf Aq. dest. 300 grmm.; oder Alum. crud. 15—20 grmm. auf Aq. dest. 300 grmm. In eine dieser Lösungen tauchen wir Charpie und legen diese in die Vagina. Dabei muss die Kranke täglich zwei Mal, früh und Abends, ein kühles Sitzbad von 6—10° C. nehmen, aber nicht länger als fünf Minuten, und wo es möglich ist oder leicht geht, wie im Spital, reinigt man wiederholt mit der Uterus- oder Vaginaldouche die Vagina. Wo man ferner die Kranke öfter untersuchen kann, ist es sehr gut, wenn man einen solchen Charpie- oder besser noch Baumwolletampon, der wegen der Herausnahme immer an einem aus der Vagina heraushängenden Faden befestigt sein muss, bleibend einlegt; jedoch soll er nicht länger wie 3—4 Stunden in der Vagina bleiben, sonst imbibirt er sich mit dem Vaginalsecret und wirkt reizend auf die Schleimhaut. Wo das nicht möglich ist, lässt man ihn eben nach ein paar Stunden entfernen, legt ihn also wohl auch ein, aber wartet nach der von der Kranken selbst zu geschehenden Herausnahme bis zum nächsten Besuch. Die Manipulation der Einlegung geschieht so, dass man den Tampon in das vorher eingeführte Speculum bringt, ihn nach rückwärts schiebt und nun mit dem Stiel des Charpiepinsels oder einer langen Kornzange zurückhält, während man das Speculum herauszieht. Wenn nun aber nach 5—6tägiger Behandlung die Papillen noch immer geschwellt sind, die Röthung der Schleimhaut nicht abgenommen hat, die Secretion beinahe ebenso fortbesteht, dann können wir die Vaginalblennorrhoe nahezu coupiren dadurch, dass wir die ganze Vagina mit Höllenstein touchiren. Wir führen den Spiegel ein, und indem wir ihn allmälig nach vorwärts zurückziehen, touchiren wir mittelst eines Lapisstiftes in kreisförmigen Touren die ganze Vagina, und danach legen wir in Wasser getauchte Watte- oder Charpietampone ein und lassen sie 2—3 Stunden liegen, dadurch nimmt die Entzündung viel rascher ab. Auf diese Weise wird es gelingen, eine noch so hochgradige Vaginalblennorrhoe innerhalb 12 bis 14 Tagen, wenn die Kranke sich keiner Fehler schuldig macht, keinen Coitus ausübt, nicht viel herumläuft, zu heilen. Wo das nicht der Fall ist, oder wo anderweitige accidentelle Erkrankungen schädlich auf den Vaginaltripper einwirken, da entwickelt sich eben der chronische Vaginaltripper, und dieser ist schwer zu bekämpfen. Der chronische Vaginaltripper, der also hauptsächlich dadurch entsteht, dass der ursprüngliche acute nicht vollkommen geheilt wurde, dass durch zu frühzeitiges Aufhören der Behandlung, durch zu häufigen Coitus oder durch neue Infection wieder Tripper hervorgerufen wurde, setzt der Heilung schon grössere Schwierigkeiten entgegen. Beim chronischen Vaginaltripper kommt vor Allem die Auflockerung, die Schwellung der Papillen in Betracht, es entsteht eben die bereits erwähnte rauhe Beschaffenheit der Vaginalschleimhaut. Da erweisen sich nun Adstringentien in Pulverform als vortrefflich, und zwar ist folgendes Verfahren sehr zu empfehlen. Nachdem man die Vagina gehörig gereinigt, mittelst Charpiepinsel das Secret gehörig entfernt hat, taucht man einen Tampon in Wasser, bestreut den befeuchteten mit etwas salpetersaurem Wismuth oder Alaunpulver, und legt ihn jetzt in die Vagina ein. Dieser Tampon wird nach 2—3 Stunden entfernt, und bei öfter statthaftem Besuch wird nochmal ein neuer auf dieselbe Weise den nämlichen Abend eingelegt. Wo man die Kranke nicht so oft, nicht täglich besuchen kann, wählt man andere Mittel, und da ist nach Zeissl sehr vorzüglich Alaun in Verbindung mit Ratanhia: Alum. crud. 10,0 Aq. dest. 240,0 Tinct. ratanhiae 50,0 MDS. äusserlich. Mittelst dieses Injectionsmittels wird die Vagina ausgespritzt, werden ferner Charpietampone in diese Lösung getaucht und dann wieder entfernt. Da die Ratanhia roth färbt, so thut man gut, die Patientin darauf aufmerksam zu machen, wegen der Wäsche. Noch ein recht gutes Mittel besitzen wir im Tannin, und da empfiehlt Zeissl als Einlegungsmittel in die Vagina: Tannin. pur. 4,0, Glycerin. 8,0, Aq. dest. 180,0.

Complicationen nebst Behandlung.

1. Entzündung der Scham, vulvitis; sie ist die analoge Erkrankung der Eichelvorhaut - Entzündung, balanitis. Eine catarrhalische Entzündung der weiblichen Scham — die weibliche Scham, pudendum muliebre s. vulva s. cunnus, besteht aus zwei concentrischen Faltenringen: den zwei grossen und zwei kleinen Schamlippen — entsteht, ähnlich wie die balanitis bei der Zersetzung des Smegma in der Eichelfurche, nicht selten dadurch, dass sich das Secret der Schleimdrüsen an der innern Oberfläche der kleinen Schamlippen, sowie das der Talgdrüsen an der innern Fläche der grossen Schamlippen ansammelt und das Sebum sich zersetzt, namentlich bei unreinlichen Personen und heisser Jahreszeit. Auch häufige Frictionen, wie sie bei Masturbation vorkommen, können Anlass dazu geben. Endlich wird die Vulvitis hervorgerufen durch längeres Bestehen und Uebergreifen des Vaginaltrippers. Die Vulvitis beginnt mit lebhaftem und sogar wollüstigem Jucken, das aber bald mit der Zunahme der Entzündung sich in Schmerz verwandelt.

Die Schleimhaut der Vulva ist geröthet, geschwellt, schmerzhaft, oberflächlich erodirt, die kleinen Schamlippen sind oft so ödematös angeschwollen, dass sie die grossen beträchtlich überragen und offen daliegen. Die Schwellung der Vulva ist mitunter so hochgradig, dass man nicht einmal den Finger einbringen kann. Das Gehvermögen ist durch die starke Schwellung der Schamlippen erschwert, die Personen suchen die Beine auseinanderzuhalten. Die Vulvitis nimmt gewöhnlich einen raschen Verlauf, in wenigen Tagen ist dieselbe geheilt, auch wenn noch Vaginaltripper vorhanden. — Wie die Erkrankung, so ist auch die Behandlung eine der balanitis analoge. Vor Allem Isolirung der kranken Partieen durch Charpie oder Leinwandlappen, aber oft zu wechseln, damit keine Imbibition und dadurch noch mehr Irritation stattfindet. Sodann fleissige Entfernung des Secretes, kalte Ueberschläge, kalte Sitzbäder. Ferner ist ein ruhiges Verhalten der Kranken sehr wünschenswerth. Endlich Anwendung von Adstringentien, Einlegung eines mit Blei-, Zink- oder Alaunsolution getränkten Charpie- oder Wattetampons in die Schamspalte. Man wählt am besten Mittel, die keine Flecke in die Wäsche machen, damit man nicht auf die Erkrankung — namentlich wenn es Zöglinge, Pensionäre sind — aufmerksam wird. Sehr gut ist: Plumb. acet. bas. 10,0 auf Aq. dest. 200,0, einen Tampon darin eingetaucht, eingelegt, und darüber kalte Umschläge. Haben sich Excoriationen gebildet, so touchirt man mit Höllenstein und legt trockene Charpie darauf. Auf diese Weise wird die Vulvitis binnen weniger Tage geheilt sein. Während der Menstruation darf man aber keine kalten Sitzbäder und keine kalten Ueberschläge gebrauchen lassen; nur die Tampone darf und soll man einlegen, jedoch öfters wechseln, weil sie sonst mit Blut getränkt werden.

2. Entzündung der Bartholinischen Drüse, bartholinitis. Am Scheideneingange an der Basis des hintern Theiles der grossen Schamlippen münden links und rechts die Bartholinischen Drüsen, welche den Cowper'schen Drüsen der männlichen Harnröhre analog gebaut sind, aber sie an Grösse meistens etwas übertreffen. Sie haben die Gestalt und auch die Grösse einer Bohne oder Mandel und sind normal nicht zu fühlen. Die Entzündung der Bartholinischen Drüse ist eine ziemlich häufige Complication, resp. Folge der Vaginalblennorrhoe, und sie wird veranlasst entweder durch Anschwellung und Verstopfung des Ausführungsganges oder durch directes Uebergreifen des entzündlichen Processes auf die Drüse selbst. Es kann aber auch der Ausführungsgang allein sich entzünden, anschwellen, verstopfen, der Eiter sich in ihm ansammeln und so eine divertikelartige Erweiterung bilden, bis endlich Entleerung oder Berstung erfolgt. Nach Zeissl findet man unter zehn Vulvarkranken wenigstens einmal dieses Leiden. In der Regel ist die Entzündung einseitig, selten wird zuerst eine und dann auch die andere Drüse befallen, und zu gleicher Zeit werden beide Drüsen wohl niemals ergriffen. Die Symptome bestehen in Röthung, Schwellung, Spannung der betreffenden Seite, die ergriffene Drüse bildet eine ziem-

lich umfangreiche Geschwulst, wird am Scheideneingange fühlbar, und unter lebhaftem klopfendem Schmerz erfolgt Abscessbildung. Diese Abscedirung der Bartholinischen Drüse beschränkt sich auf deren nächste Umgebung und unterscheidet sich dadurch — denn der Verlauf ist im Uebrigen ein gleicher — vom Zellgewebsabscess der grossen Schamlippe. Der Bartholinische Drüsenabscess entsteht zumeist durch abusus in venere oder Masturbation. — Die Behandlung der Bartholinitis ist folgende. So lange die Geschwulst schmerzhaft ist und nicht fluctuirt, machen wir zur Verringerung der Schmerzhaftigkeit Eisumschläge auf die betreffende Schamlippe; sobald sich aber Fluctuation zeigt, warten wir nicht, bis der Abscess spontan aufbricht, sondern machen sofort einen Einschnitt, dann ist der grosse Schmerz gehoben. Wir schneiden mehr nach aussen gegen die allgemeine Bedeckung der Schamlippe zu, damit das Secret von der Vagina nicht auf die Schnittwunde zu fliessen kommt. In die Abscesshöhle, wenn sie grösser ist, spritzen wir kaltes Wasser oder Kali chloric. 4,0 auf Aq. dest. 400,0 ein und legen kalte Umschläge darüber. Die Drüse geht durch die Abscedirung nicht zu Grunde, sondern regenerirt sich wieder und kann wiederholt in Eiterung übergehen. Der fäcale Geruch des aus der Bartholinischen Drüse entleerten Eiters rührt her von der Nähe des Mastdarms. — Huguier hat über die Erkrankungen der Bartholinischen Drüse eingehende Studien gemacht und er will beobachtet haben, dass die Erkrankung der Bartholinischen Drüse mit dem betreffenden Ovarium in einer gewissen Wechselbeziehung steht; Andere konnten das nicht constatiren.

3. Entzündung der Harnröhre, urethritis. Die weibliche Harnröhre ist nur 3—4 Centimeter lang, lässt sich aber im Querdurchmesser auf 12—15 Millimeter ausdehnen. Ihre Schleimhaut besitzt Drüsen, welche nach Henle meist in Längsreihen geordnet sind und sich schon dem freien Auge als weisse Pünktchen bemerklich machen. Der Harnröhrentripper des Weibes beginnt wie der des Mannes; anfänglich leiser Kitzel, welcher allmälig sich in Schmerz umwandelt, Drang zum Uriniren und Schmerz dabei, häufig auch Harnzwang; dazu dann anfänglich klebriges eiweissartiges Secret, welches nach und nach sich in eiteriges Secret umwandelt. Die Harnröhrenmündung ist meist etwas geröthet und geschwellt. Um sich zu überzeugen, dass das Secret aus der Harnröhre kommt, geht man mit dem Zeigefinger in die Vagina ein, drückt nun nach oben auf die Harnröhrenwandung und bringt so, langsam von rückwärts nach vorne streichend, einige Tropfen Eiters an der Mündung der Harnröhre zum Vorschein. Der Urethraltripper kommt beim Weibe sehr selten vor, was eigentlich zu verwundern ist; man sollte glauben, die Urethra des Weibes sei am meisten der Ansteckung ausgesetzt, und doch ist die Urethritis eine der seltensten Erkrankungen beim Weibe, wie bereits gleich anfangs bei der Aetiologie des Vaginaltrippers angegeben wurde. Der weibliche Urethraltripper kann auch Nebenerscheinungen wie der männliche darbieten, es kann Blutung, Blutharnen, sowie Blasencatarrh ent-

stehen, aber alle diese Erscheinungen nicht in solcher Vehemenz wie beim Manne. Ausserdem hat die weibliche Harnröhre nicht so viele Nebenorgane, münden in sie nicht so viele Nebenorgane, wie in die männliche Harnröhre. Das Weib hat keine Prostata, keinen Samenstrang, keine Nebenhoden, keine Hoden — und diese Organe spielen ja beim männlichen Tripper eine so grosse Rolle. Ferner ist die weibliche Harnröhre viel kürzer, also auch das kranke Terrain ein kleineres; und dann ist sie nicht mit so viel Follikeln versehen, wie die männliche. Endlich hat das Weib in Folge der Weite ihrer Harnröhre und noch mehr in Folge des Mangels der oft so qualvollen Erectionen niemals so sehr darunter zu leiden, wie der Mann. Mit Einem Wort, die männliche Harnröhre ist ein viel delikateres Organ. Daher ist prognostisch der weibliche Harnröhrentripper viel leichter aufzufassen und wird derselbe auch in der Regel vor der ihn begleitenden Vaginalblennorrhoe geheilt. Die Behandlung betreffend, so treten die Injektionen wegen der Kürze und Weite der weiblichen Harnröhre ganz in den Hintergrund, sie sind schwer zu machen und noch schwerer zurückzuhalten. Dagegen werden die inneren Mittel, Copaivabalsam und Cubeben auf dieselbe Weise angewendet und wirken geradeso wie beim Manne. Im übrigen bedürfen die leichteren Fälle der weiblichen Urethralblennorrhoe keiner Behandlung, sie heilen von selbst. Nur in sehr seltenen und hartnäckigen Fällen ist die ganze Harnröhre besonders an den vorderen Partien, mit Höllenstein oder Kupfervitriol in Substanz zu ätzen.

4. Entzündung der Gebärmutter, metritis. Der acute Uterinaltripper ist eine im Ganzen noch wenig gekannte Krankheit. Allem Anscheine nach, ja ohne Zweifel gibt es ebenso wie einen acuten und chronischen männlichen Harnröhrentripper und eine acute und chronische Vaginalblennorrhoe, auch einen acuten und chronischen Uterinaltripper, während wir in der Praxis fast ausschliesslich den chronischen zu sehen bekommen. Zeissl selbst sagt, dass er nur in wenigen Fällen einen acuten Uterinaltripper sah, und da beobachtete er Folgendes. Die Personen klagen, wenn sie den Uterinaltripper bekommen, über ein dumpfes Gefühl in der Tiefe des Beckens und über ziehende, über die Lenden ausstrahlende Schmerzen. Aus diesen beiden Symptomen kann aber noch Niemand auf den Uterinaltripper schliessen; wir können diess nur durch die Untersuchung mit dem Spiegel entscheiden. Die Specularuntersuchung eines vom Uterinaltripper befallenen Weibes ergibt, dass in der Regel die Vagina bis in die höheren Partieen hinauf krank ist, der Muttermund geröthet, geschwellt, succulent, hie und da leicht corrodirt oder excoriirt. Im äusseren Muttermund finden wir einen glasigen, collodiumartigen Pfropf, welchen wir nicht leicht losbringen können, so fest haftet er; man kann diese zähe, gelatinöse, sulzige, zitternde, fadenziehende Masse nicht besser wie mit Collodium vergleichen. Sie quillt aus dem Muttermunde hervor, oft in bedeutender Menge, oft erst dann, wenn wir mit dem Speculum einen stärkeren Druck auf die Vaginalportion ausüben, und ist von alkalischer Re-

action, bräunt gelbes Curcumapapier, während das Secret der Vagina mehr oder weniger dünnflüssig, weiss, rahmig und sauer reagirend ist, es röthet blaues Lakmuspapier. Nun ist aber diese glasige Masse das Secret jener Drüsen, welche im collum s. cervix uteri, im Uterushals vorhanden sind, und welche man früher fälschlich ovula Nabothi nannte, weil man einmal lange Zeit glaubte, dass hier die Befruchtung stattfinde, und dann, weil man bisweilen kleine ovoide Geschwülste im Uterus fand, welche man wahrscheinlich für Eierchen gehalten hat. Diese Geschwülstchen sind nichts weiter wie Schwellungen der Drüsen, die eben im Cervikalcanal liegen; es sind hypertrophirte, gleichsam nach aussen umgestülpte Schleimbälge des Cervikalcanales; sie schnüren sich allmälig immer mehr ab und hängen wie kleine Polypen zum Uterus heraus, wobei es dann geschieht, dass sie mitunter von selbst abfallen. In diesen Drüsen wird also das glasige Secret erzeugt, und können wir daher sagen, der Uterinaltripper ist eigentlich nicht eine Erkrankung des cavum, sondern des cervix uteri. Das glasige Secret nun bedingt, wenn es längere Zeit auf dem Cervikalcanal haftet, Erosionen. Daher kommt es, dass bei hohen Graden von Uterinaltripper das Secret stets etwas blutig ist, eine bräunliche Färbung hat, und namentlich wird die hintere oder untere Muttermundslippe excoriirt, — sogut wie bei Kindern oder Erwachsenen bei heftigem Schnupfen das hintere Segment der Nasenöffnung afficirt, wund wird. — Der Uterinaltripper scheint jedenfalls dadurch zu entstehen, dass eben von der Vagina aus etwas Secret bis hinauf gelangt, und dort irritirend einwirkt. Aber trotz der Annahme, dass das Secret direct einwirkt, ist nicht zu verkennen, dass doch ein gewisser Consensus mitspielen muss. Denn in einzelnen Fällen ist der Vaginaltripper so gering und erstreckt sich nicht bis zum Scheidengewölbe, und dennoch bekommen die Personen Uterinaltripper, — d. s. namentlich von Haus aus schwächliche, chlorotische Weiber, Weiber, welche an Störungen der Menstruation, an spärlicher Menstruation leiden. Also es ist doch eine gewisse Disposition anzunehmen. Mag auch idiopathisch ein einfacher Uterinalcatarrh entstanden sein, so bekommt eine solche Person doch, wenn sie zu dieser Zeit einen Vaginaltripper acquirirt, um so leichter auch einen Uterinaltripper. Dieser auf den Cervikalcanal beschränkte Uterinaltripper ist von keinen schweren Folgen begleitet, ist aber schwer, jedoch schon zu heben; viel schwerer wird das, wenn er längere Zeit besteht, und sich vom cervix auf das cavum uteri verbreitet. Ist einmal das cavum uteri erkrankt, dann nimmt der Process einen ganz anderen Charakter an und hat auch eine ganz andere Bedeutung. Einen anderen Charakter hat er, als durch die Erkrankung des cavum uteri die Secretion viel mächtiger wird, das Secret wird so reichlich, dass es nicht mehr im Cervikalcanal hängen bleibt, es steigert sich zur Hypersecretion, es werden ganze Klumpen, manchmal unter wehenartigen Schmerzen, aus dem Uterus ausgestossen, so dass Personen, welche an chronischem Uterinaltripper leiden, die Wäsche in viel höherem Grade beschmutzen, und bisweilen ganze Klumpen dieses glasigen Secretes verlieren und auf den Fussboden fallen lassen. Es hat dieser Zustand aber auch eine viel wichtigere Bedeutung. Es wird dadurch, wenn das Cavum uteri ergriffen ist, der Uterus verändert, die Schleimhaut wird graulich, verdickt, und ist fortwährend mit einem glasigen Beleg überzogen. Es leiden dann andere Functionen des Weibes, vor Allem die des Uterus. Bei chronischem Uterinaltripper entstehen bedeutende Menstruationsstörungen; bis zu dieser Erkrankung regelmässig menstruirte Personen büssen diese Regelmässigkeit ein, sie menstruiren entweder alle 14 Tage oder aber es treten sogar Blutungen ein. Durch diesen häufigen Blutverlust erkrankt auch der Digestionsapparat. Personen mit chronischem Uterinaltripper werden von Digestionsbeschwerden befallen, anfangs öfteres Erbrechen oder Appetitlosigkeit. Weiber, welche früher üppig oder blühend aussahen, verfallen plötzlich, die Brüste magern ab, das Roth der Wangen schwindet. Endlich erbrechen sie fast Alles, was sie zu sich nehmen. Dadurch können die stärksten Frauen von ehedem so leidend werden, dass sie allmälig an allerhand nervösen Zuständen erkranken, — es entsteht die ganze Horde von hysterischen Erscheinungen. Aber auch im Uterus selbst entstehen dann gewisse anatomisch-physikalisch nachweisbare Veränderungen. Das Secret wirkt iritirend auf die Schleimhaut des Uterus, namentlich des fundus uteri, und es entstehen daselbst Polypen. Ferner kommt es nicht selten zur Bildung von sogenannter

Physometra: das Secret des Uterus, das Menstrualblut zersetzt sich, es bilden sich Gase, diese Gase dehnen den Uterus aus, und so entsteht Physometra. Weiterhin entstehen Veränderungen in den Wandungen des Uterus; es atrophiren einzelne Partieen derselben, und kommen so Knickungen, Vorwärts-, Rückwärts-, oder seitliche Knickungen des Uterus zu Stande. Derartige Zustände sind für das betreffende Weib natürlich von grosser Bedeutung, — solche Weiber kränkeln immer. Eine gewöhnliche, alltäglich beobachtete Folge ist endlich die Sterilität. Durch den lange bestehenden Uterinaltripper wird nicht nur das Epithelium des Uterus abgestossen, verändert, sondern es erkrankt auch das Epithel der Tuben; diese Canäle verlieren ihr Flimmerepithel, das Ei trifft nicht mehr mit dem Sperma zusammen, — daher Sterilität. Manchmal kommt es auch zu Hyperämieen, zu Entzündung der Eierstöcke. Es ist sonach der Uterinaltripper eine sehr bedenkliche Erkrankung.

Als zweckmässigste Behandlung des acuten Uterinaltrippers empfiehlt sich Touchiren des cervix uteri, was durchaus kein schmerzhafter oder gefährlicher Eingriff ist. Durch das häufig, alle zwei, drei Tage vorgenommene Touchiren des Cervikalcanals schweigt endlich die Secretion, und wir können auf diese Weise den Cervikaltripper oder Uterinaltripper in kurzer Zeit beheben. Dabei müssen wir aber noch immer Injectionen in die Vagina vornehmen, und wo Erosionen an der Vaginalportion bereits entstanden sind, müssen wir dieselben durch Application gewisser

Mittel beseitigen. Hiezu eignen sich namentlich Kupfersalze, das essigsaure oder schwefelsaure Kupferoxydul, etwa Cupr. sulf. 0,3 auf Aq. dest. 30,0, Charpie darin eingetaucht und hineingelegt. — Viel schwieriger ist die Behandlung des chronischen Uterinaltrippers. Der chronische Uterinaltripper ist, wie Zeissl sagt, von Wien bis Würzburg, wo Scanzoni weilt, nicht heilbar. Der chronisch gewordene Uterinaltripper ist nur soweit zu lindern, dass die daran Leidenden keine schmerzhaften Erscheinungen mehr haben, aber vollständig zu beheben ist er nicht. Die Mittel, welche man da anwendet, sind folgende. Die meisten Gynäkologen sprechen für Injectionen in das cavum uteri, und zwar mit einer Höllensteinlösung. Nun was Zeissl betrifft, so hat er, trotzdem, dass er jede Spritze wiederholt zuvor probirt, einige so unangenehme Fälle erlebt, dass er es sich nicht mehr zu thun getraut. Er beobachtete nämlich nach solchen Einspritzungen so hochgradige Koliken, dass sich die betreffenden Personen förmlich gewunden haben; Zeissl sah ferner Eierstocksentzündungen darnach eintreten, ja er weiss sich sogar eines lethalen Ausganges zu erinnern. Die Gynäkologen sagen, dass diese unangenehmen Erscheinungen nur hervorgerufen werden, wenn man Luft einspritzt. Soviel ist jedenfalls gewiss, dass es nicht immer so glatt abgeht, wie es geschrieben steht. Sicherer ist folgende Behandlung. Wenn ein stärkerer Uterinaltripper vorhanden ist, touchiren wir für alle Fälle den Cervikalcanal soweit wir können; daneben dann legen wir in ihn Suppositorien aus Tannin, und empfiehlt Zeissl: Tannin. pur. 2,0, Butir. Cacao qu. s. ut f. suppos. 6: jeden Tag werden zwei bis drei solche Suppositorien eingelegt, am besten Morgens, wenn die Frau noch im Bett liegt, und Abends, wenn sie eben zu Bett gegangen. Damit die Bettwäsche nicht beschmutzt wird, ist es gut, ein Tuch unterzulegen. Diese Suppositorien sind auch anzuwenden, wenn Uterinalkoliken eintreten, was bei Uterinaltripper nicht so selten ist, und da gibt man zu diesen Suppositorien ungefähr 15—30 Tropfen Opiumtinctur oder Morphium. Gegen hochgradige Uterinalkoliken erweist sich jedoch nach Zeissl vortrefflich der Borax; es treten diese Koliken beim Uterinaltripper namentlich ein zu der Zeit, wo die Menstruation kommen soll. Zeissl verschreibt: Natr. borac., Aq. laurocer. $\overline{aa}$ 4,0, Aq. dest. 180,0, Syr. simpl. 15,0. M. D. S. dreistündlich ein Esslöffel voll. Zur Sommerszeit sind ferner für die mit chronischem Uterinaltripper Behafteten zu empfehlen Bäder, kalte Bäder, Seebäder, wie Scheveningen in Holland und Ostende in Belgien an der Küste der Nordsee, Cannes und Nizza in Südfrankreich am mittelländischen Meere. Während und in den ersten 24 Stunden nach der Menstruation ist das Baden auszusetzen; nur wenn dieselbe sehr protrahirt ist und durch das Seebad erfahrungsgemäss allmälig abnimmt, ist das Weiterbaden gestattet. Tritt ferner die Menstruation in Folge der Bäder früher als gewöhnlich ein, oder wird die schon sistirte wieder hervorgerufen, so ist ebenfalls das Baden zu unterlassen, und im letztern Fall auch Ruhe und horizontale Lage erforderlich. Sodann eisenhaltige Bäder. In diesen zum Baden benützten Eisenwässern ist nun entschieden das Wirksame nicht das Eisen — denn dieses wird ja von der Haut nicht resorbirt — sondern die in denselben stets vorhandene grössere oder geringere Menge Kohlensäure. Auch wirkt in den Bädern, dass die Frauen ruhiger regelmässiger leben, sich mehr im Freien aufhalten, mässig Bewegung machen, und — dass der Mann vom Weib abgehalten ist. Bei vorhandenen Uterinkoliken eignet sich aber Kälte nicht, sondern sind Eisenwässer innerlich, zur Trinkcur zu gebrauchen, und zwar sind hier anzurathen: Spaa in Belgien, Schwalbach in Preussen (Nassau), Pyrawarth bei Wien, das auch zur Befruchtung beitragen soll, was jedoch zum Theil von der Garnison abhängen dürfte, Brückenau in Bayern, und Franzensbad in Böhmen, welch' letzteres neben dem charakteristischen Bestandtheil, dem im Wasser gelösten kohlensauren Eisenoxydul, noch kohlensaures Natron, und dazu auch schwefelsaures Natron oder Glaubersalz enthält, daher die leicht abführende Wirkung.

5. Spitze Warzen oder Condylome, condylomata acuminata. Beim Weibe kommen spitze Warzen vor ebenfalls wie beim Manne durch andauernden örtlichen Reiz und am häufigsten nach Tripper, in der Vagina, um die Urethra herum, an der Vulva. Hier nun beim Eingang der Vagina, wäre bei oberflächlicher Betrachtung ein Irrthum möglich. Aus den Lappen des zerrissenen Hymen gehen nämlich allmälig durch Vernarbung die carunculae hymenales s. myrti-

formes hervor, die nach der Defloration den Scheideneingang umgeben, zwei bis vier Lappen von verschiedener Länge und Breite, spitz oder abgerundet, glatt oder papillös, je nach der Breite ihrer Basis einander berührend oder weit von einander abstehend. Diese Reste des Hymen können also bei flüchtiger Untersuchung mit spitzen Warzen verwechselt werden; indess ihr Sitz, ihre geringe Zahl, ihre Anordnung, ihre glatte oder doch nur wenig gefaltete Oberfläche wird ihre Unterscheidung von den spitzen Warzen ermöglichen. Wenn die spitzen Warzen sehr massenhaft am Scheideneingang oder an der Harnröhrenmündung sitzen, so können sie den Durchgang des Menstrualblutes oder Trippersecretes oder Urins erschweren, was jedoch sehr selten vorkommt. Die Behandlung ist analog der beim Manne, und habe ich hier nur hinzuzufügen, dass in der Vagina und an der Vaginalportion das Abtragen der spitzen Warzen mit der Scheere mit grossen Umständlichkeiten und Schmerzen verbunden ist, und zudem weiss man, dass dadurch Abortus hervorgerufen werden kann. Ich empfehle daher als das einfachste und beste wieder den Bleiessig in folgender Anwendung. Die Kranke muss zuerst gehörig gereinigt, das etwa vorhandene Secret durch Kaltwasserinjectionen und Charpiepinsel ordentlich entfernt werden, und nun bringen wir einen in Bleiessig getauchten Baumwollentampon in die Vagina. Diesen lassen wir drei bis vier Stunden liegen, nehmen ihn dann heraus, machen wieder eine Injection und legen noch am selben Tage, oder, wenn wir nicht so oft kommen, den andern Tag einen neuen ebenso getränkten Tampon ein, bis zur Schrumpfung und dem Abfall der Warzen, der meist binnen kurzer Zeit erfolgt. Noch ein anderes empfehlenswerthes Mittel ist, wenn die Vagina fast wie mit Warzen besäet ist, die täglich wiederholte Bepinselung mit Jodtinctur; sollte zu starkes Brennen darnach eintreten, so macht man Kaltwasserinjectionen. Auch die Einlegung eines mit concentrirter Alaunlösung (Alumin. crudi 30,0 auf Aq. dest. 90,0) getränkten Tampons leistet gute Dienste.
